マンガ脳科学入門

心はどこにある？

アングス・ゲラトゥリ
オスカー・サラーティ　著

小林司　訳

ブルーバックス

カバー装幀／芦澤泰偉事務所

目次デザイン／WORKS 若菜 啓

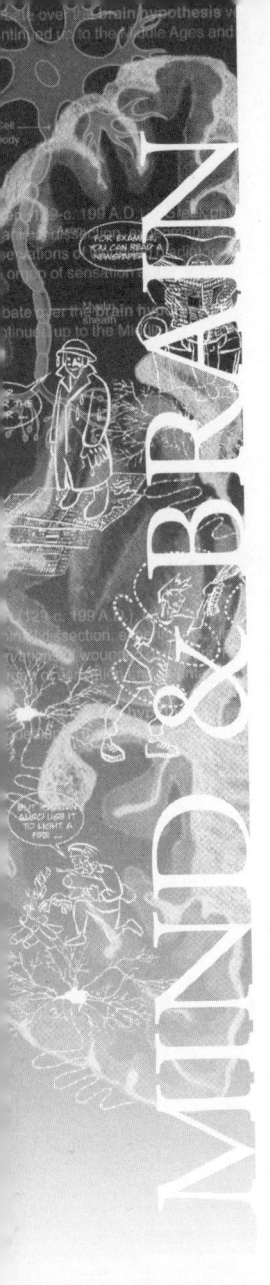

マンガ脳科学入門◎目次

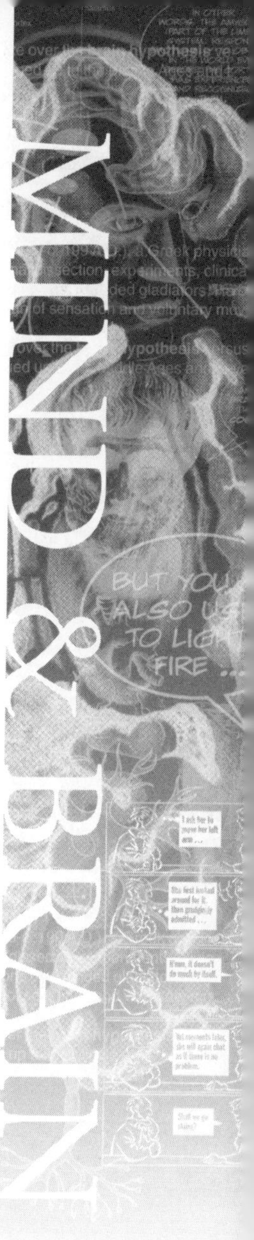

MIND & BRAIN

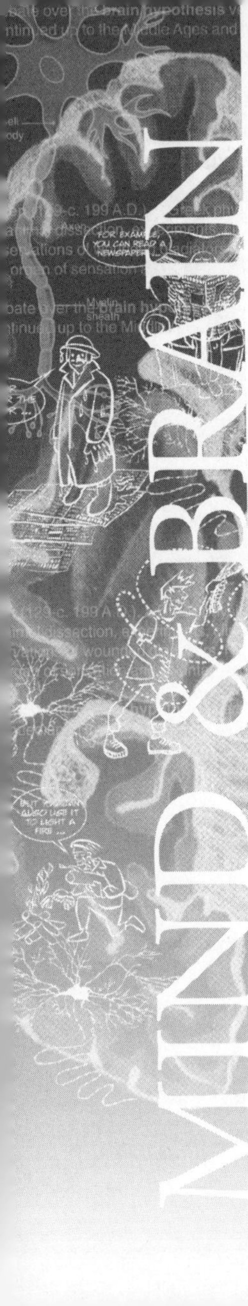
MIND&BRAIN

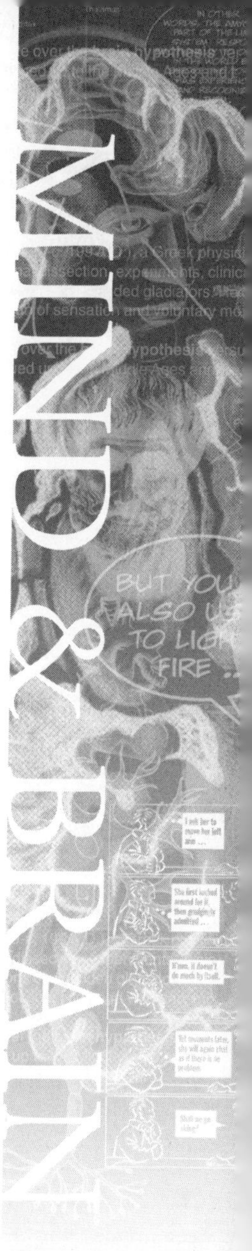

MIND & BRAIN

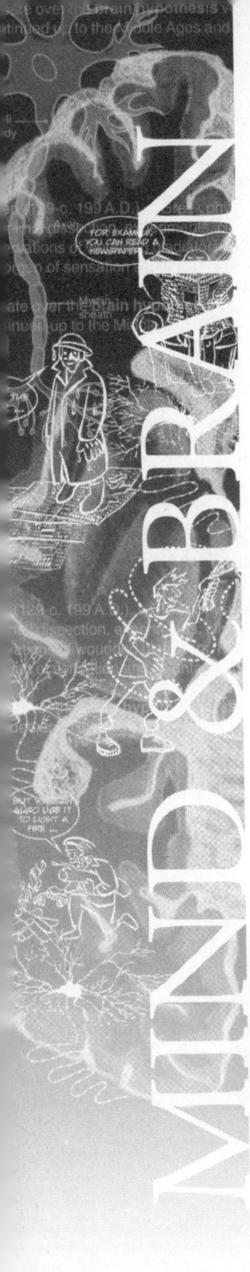
MIND&BRAIN

この本では、生物の器官としての**脳**と、脳の活動の結果である**心**についてお話しします。

体のほかの部分と同じように、脳も特別な環境や生活の仕方に適応して進化してきました。脳の活動によって心が動くものならば、心もまた同じように進化してきたのでしょうか？　この質問への答えは、「イエス」でもあるし、「ノー」でもあります。霊長類の脳と〝生物学的にみた心〟は、ジャングルの中やサバンナで生活できるようにともに**進化**してきたのでした。食物や住むところを見つけたり、子孫を増やし、子供たちを守ったりするという特別な問題を解決するためにうまく生活できるようにと、脳も心も進化してきたのです。

しかしながら、人間の心は、単なる「生物的な心」が**進化した**だけのものではなくて、もっと社会的な「文化的な心」の面もあります。これが音楽を作る、本を読む、絵を描く、コンピュータのプログラムを作る、投票する、といった「自然とは無関係の」問題を処理するのです。つまり、この本が扱う、心自体について話したり、考えたりすることも「文化的な心」の仕事なのです。

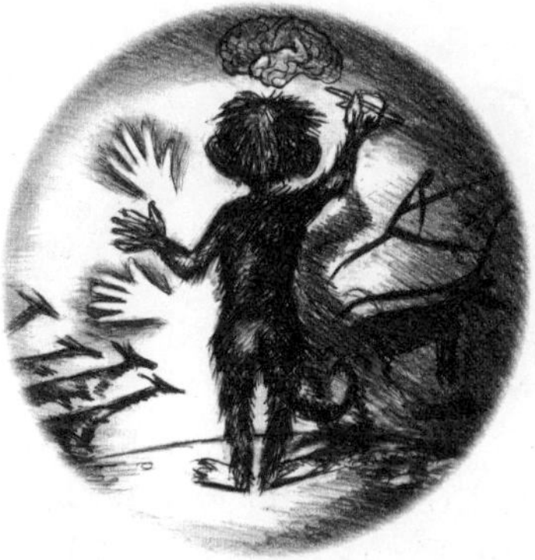

心と脳：簡単な歴史

長い間、人間は、脳が**何のためにある**のかわからずにいました。初期のころの原人の頭蓋骨をみると、明らかに外傷を受けているものがたくさんありますが、それは、300 万年前からすでに私たちの先祖が、少なくとも脳が「生きるためには**大切な器官**である」ことを知っていて敵を攻撃した証拠です。

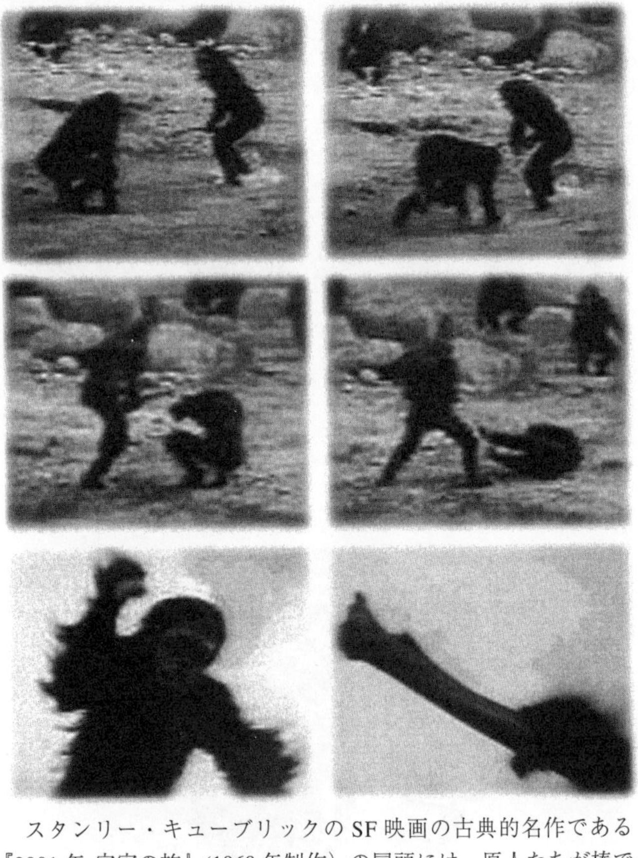

スタンリー・キューブリックの SF 映画の古典的名作である『2001 年 宇宙の旅』(1968 年制作）の冒頭には、原人たちが棒で頭を殴って殺人をしているシーンが出てきます。

1万年前までには、脳について、もうすこしわかっていたようです。世界各地から出土する新石器時代の頭蓋骨には、削られたり、先のとがったものであけられたりした穴がみられます。その穴は**縁がなめらか**なので、**治療用**にあけられたのでしょう。

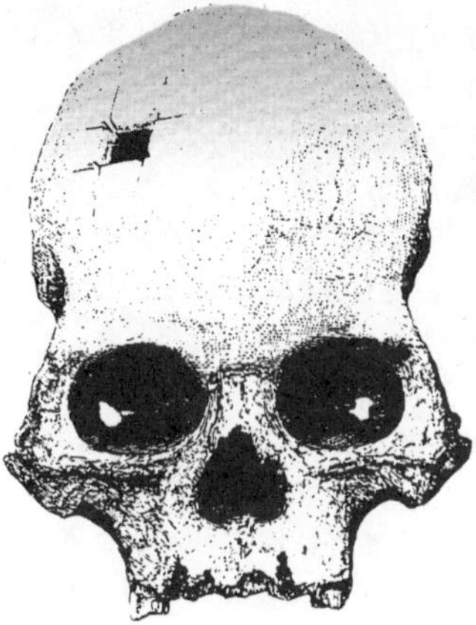

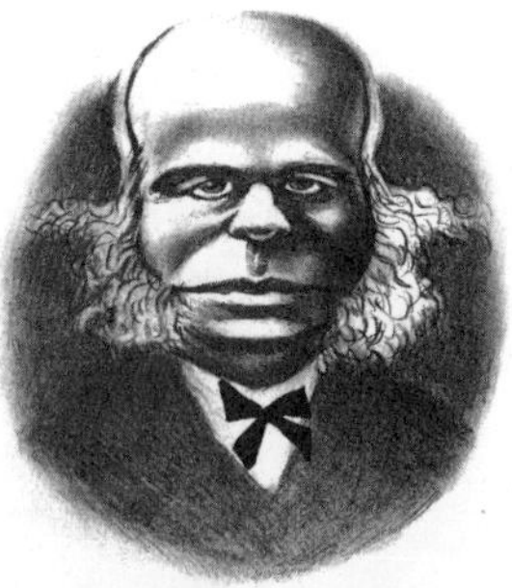
穿孔術を使って、頭痛やけいれん発作、それに狂気（憑きもの）の治療をしようとしたのでしょう。
ポール・ブローカ(1824−80)

穿孔術《せんこうじゅつ》はかなり最近までヨーロッパで行われていました。そして、他の多くの文明でも持続的にみられます。現代の治療技術である**電気けいれん療法**と穿孔術とを理論的に比較検討してみても穿孔術はほとんどひけをとりません。

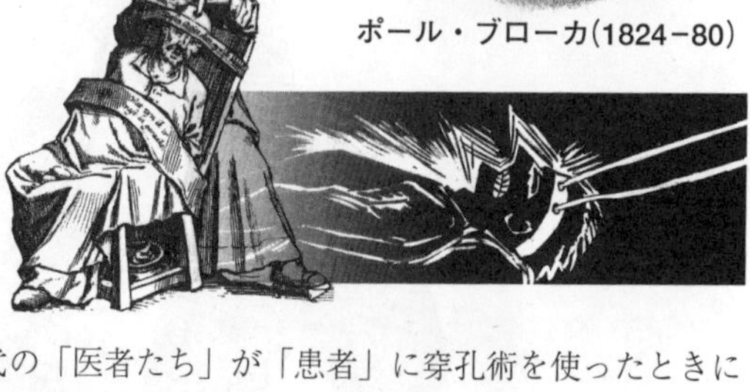

新石器時代の「医者たち」が「患者」に穿孔術を使ったときには、体、心、精神や魂を治していると信じて手術をしていたのでしょうか？　私たちには知るすべもありませんが、多分、その医者たちは体や心、精神や魂をばらばらな別なものだとは考えていなかったのです。

現代人が、「考える」とか「熟考する」というところを、ホメロスの時代の人たちは自分自身の器官に話しかけたり、器官から聞いたり、というような表現を使っています。たとえば、「私は私の心臓に告げた」とか、「私の心臓が私に告げた」というようにです。感覚や感情を表すのにも、この半分奇妙な、半分懐かしいような書き方をしています。感覚はいつも体のある部分、しばしば横隔膜のあたりに結びついています。息をのむ、胸がどきどきする、または叫び声を上げる、などは感覚なのです。今でも「胸がどきどきした」といえば、緊張感を表しますね。感覚とは、体の主張であり、体の動きとはまったく別の、内的なものではありません。**『イーリアス』**や**『オデュッセイア』**は、もともと書き言葉を持っていなかった吟唱詩人たちによって歌われた唄を書き綴ったものですから、口頭文化の信条や考えがそのまま伝わっています。

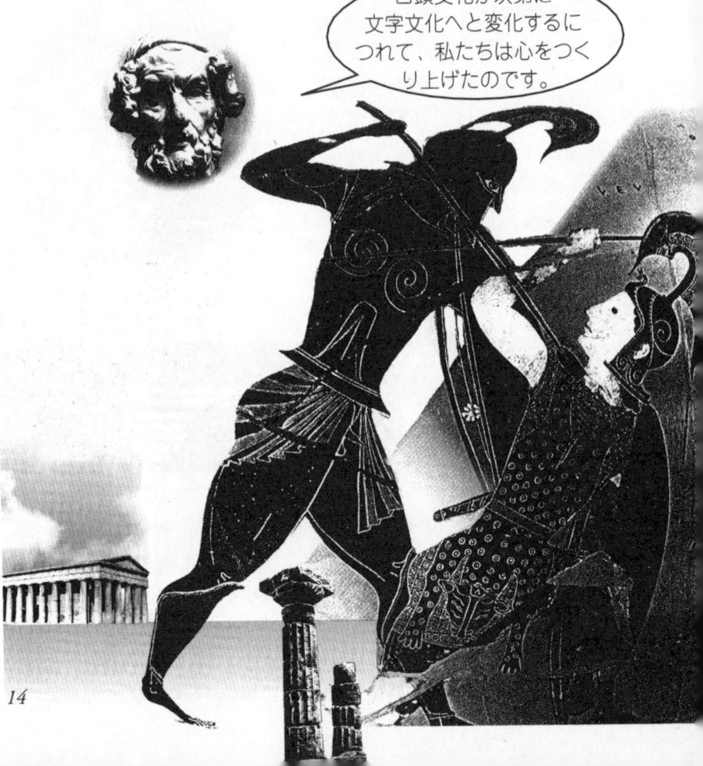
口頭文化が次第に
文字文化へと変化するにつれて、私たちは心をつくり上げたのです。

心の発明

紀元前 8 世紀におけるホメロスの叙事詩はヨーロッパ初期に実在した文学です。**『イーリアス』**はトロイアの包囲戦を物語り、そして、**『オデュッセイア』**は主人公オデュッセウス（ラテン名ウリッセースの英語読みはユリシーズ）がトロイアから帰還するときの旅を語っています。

驚くべきことには、これらの物語はいわゆる「心」については一言も触れていません。ホメロスの用語の中には、心の働きに関する単語である「考える」や「決める」、「信じる」「疑う」そして「欲する」などという言葉が見られないのです。物語の中の人物たちは、何かをすることを「**決め**」ません。彼らには「**自由意志**」がないのです。

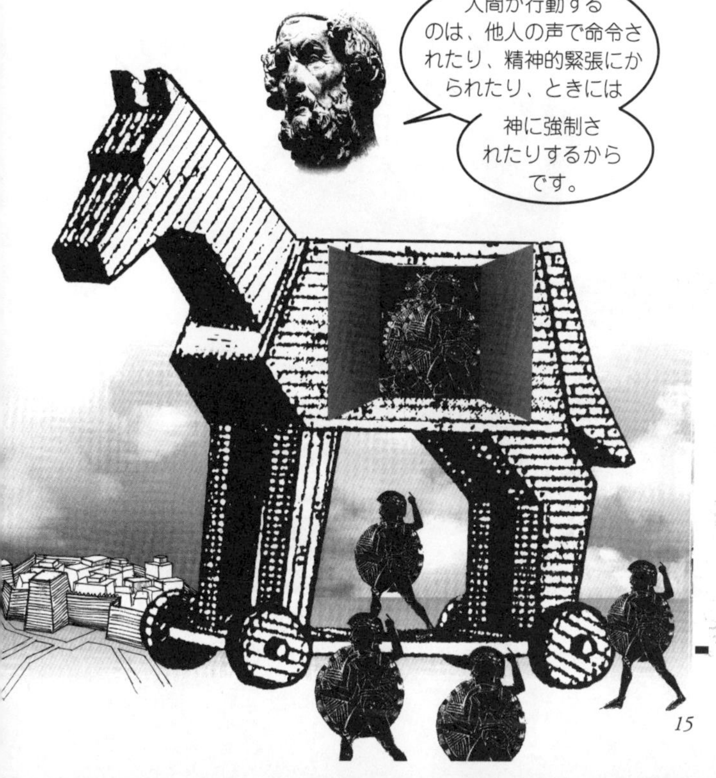
人間が行動するのは、他人の声で命令されたり、精神的緊張にかられたり、ときには
神に強制されたりするからです。

口頭文化では、思想とそれを表している言葉との違いが、まだはっきりと区別されてはいません。口に出していうことは、「そのようにしたい」という意思表示なのです。言葉は（単なる署名ではなくて）契約そのものなのです。話した言葉は声で発せられた瞬間にどこかへ行ってしまいますが、それとは対照的に、書かれた文字記録はそのまま残ります。あとで、都合のよいときにその記録を調べることができます。こうして書物の中の「変わることのない文字」と、「文字で表された考え」との違いがはっきりするようになりました。文字上の意味と、意図された意味とが区別されるようになったのです。（それはちょうど、法律の条文とその精神とが区別されているのと同じです。）

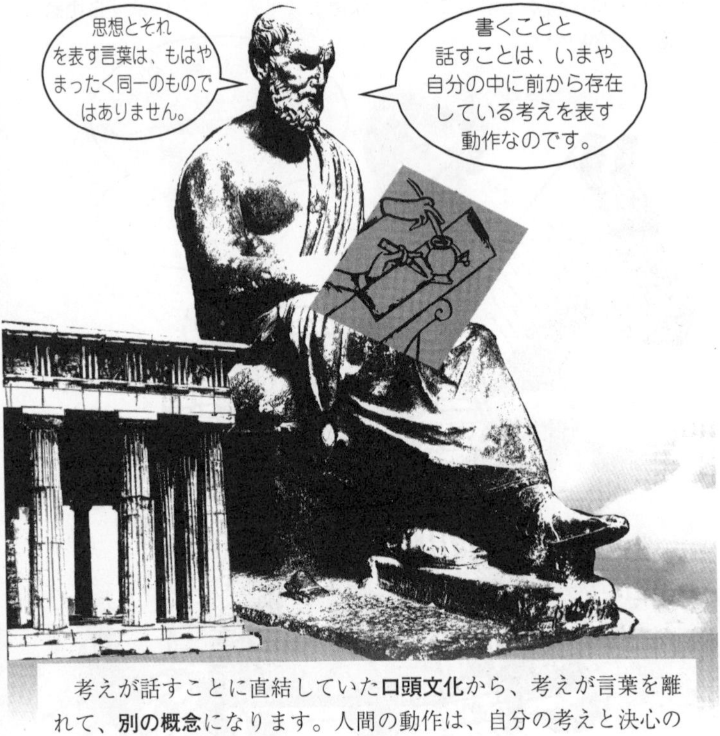
思想とそれを表す言葉は、もはやまったく同一のものではありません。
書くことと話すことは、いまや自分の中に前から存在している考えを表す動作なのです。

考えが話すことに直結していた**口頭文化**から、考えが言葉を離れて、**別の概念**になります。人間の動作は、自分の考えと決心の表れなのです。

文字を書いたり読んだりすることが、世界を二分したといわれています。ひとつは、私たちが見たり聞いたりする世界で、「会話と動作の世界」です。もうひとつの世界とは、目に見えない心の世界で、いわゆる「考えや意思や欲望などの世界」です。プラトンやアリストテレスの時代になると、文字を持ったギリシャ人たちは、会話や動作は肉体で行われるのに対して、別に、「考え、意思、欲望などが収まっている場所」を作り出しました。この架空の場所は、最初は**プシケ**と呼ばれ、今は**心**と名づけられています。

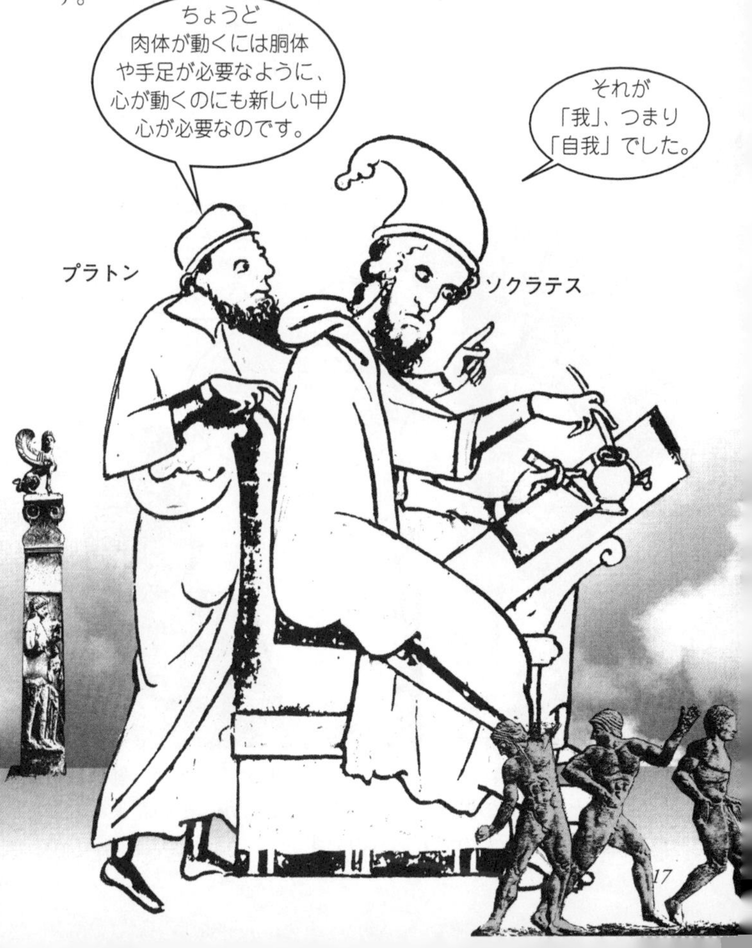
ちょうど
肉体が動くには胴体や手足が必要なように、心が動くのにも新しい中心が必要なのです。
それが「我」、つまり「自我」でした。
プラトン
ソクラテス

心とは何か？

この質問に対する答えは簡単ではありません。脳と行動、心と脳の間の関係を理解するには、まず、これらの単語が何を意味しているのかを詳しく調べなければなりません。たとえば、脳の働きの一つに、体温調節がありますが、これはまったく**無意識**のうちに行われています。しかし、これとは違って、普通は無意識に行っているのに、ときには意識して行う機能もあります。たとえば、呼吸です。私たちは、無意識に呼吸していますが、意識的に息を止めることもできますね。これらは心の働きというよりも、体の働きというべきかもしれません。しかし、その二つの間の区別はあいまいです。

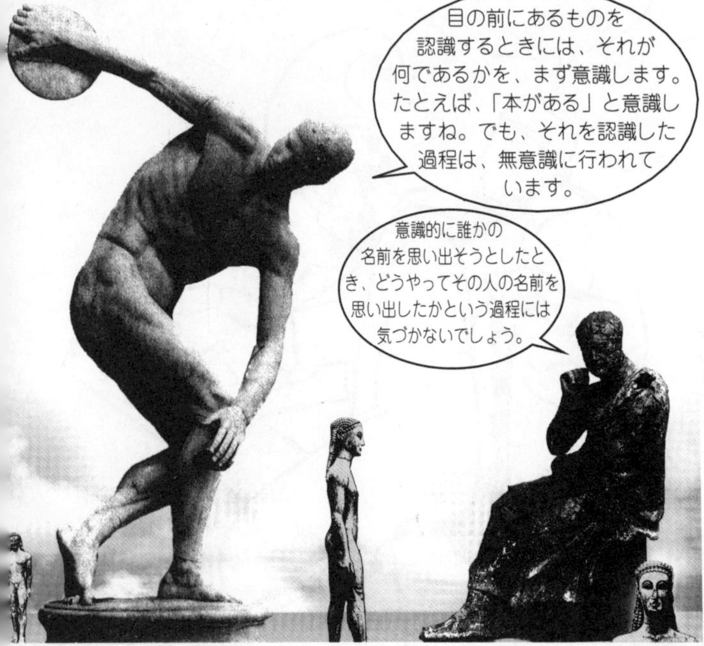

目の前にあるものを認識するときには、それが何であるかを、まず意識します。たとえば、「本がある」と意識しますね。でも、それを認識した過程は、無意識に行われています。
意識的に誰かの名前を思い出そうとしたとき、どうやってその人の名前を思い出したかという過程には気づかないでしょう。

そういうわけで、認識することと思い出すこととは、無意識のうちに行われる体の働きの過程なのでしょうが、その結果は（ときどき）意識的なものでもあるのです。

心というものが**何である**かをはっきりと定義することはできません。しかし、心がどのように**働く**かについてはいろいろとわかっています。私たちは心で世界をみたり、心によって自発的に行動するのです。見る、聞く、触れる、などのあらゆる感覚は、心の中で感じるのです。怒りなどの感情も、同じように心の中で感じるのです。

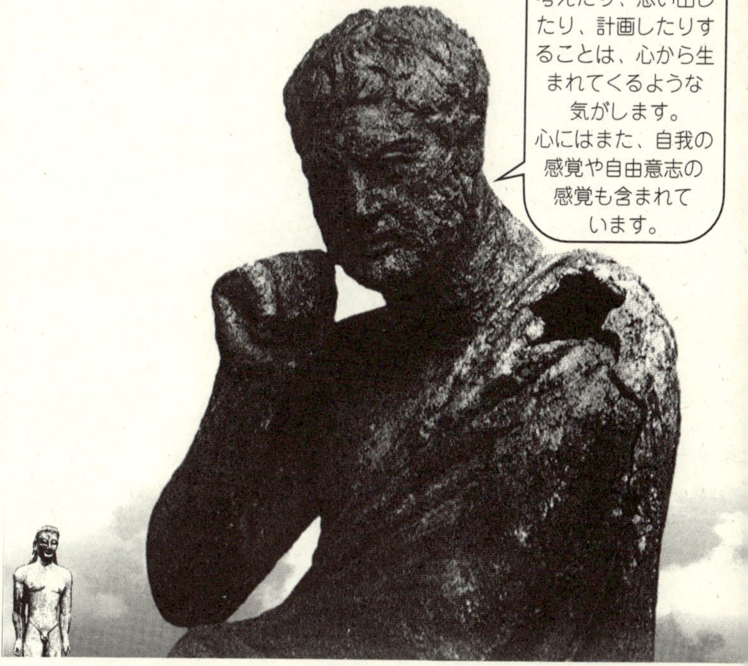
運動（あるいは行動）や、考えたり、思い出したり、計画したりすることは、心から生まれてくるような気がします。心にはまた、自我の感覚や自由意志の感覚も含まれています。

ギリシャ人たちは、感じる、考える、欲する、決める、などの単語をふんだんに用いた、内観重視の心理主義的な記述を残しました。これが今日の民間心理学の基になったのです。しかし、この古代の心理学的記述は現在どれくらい役立っているでしょうか？　**心**や**自我**についての表現は、脳の働きについての現在の知識とうまくつながっているでしょうか？　この本が扱う問題の中心は、まさにこのような質問なのです。

脳との出会い

人間の脳の平均的な重さはだいたい 1.4 キログラムです。まず、中枢神経系（脳と脊髄）を取り出してみると、真っ先にめだつのは、**大脳**が**左と右の大脳半球**（LH と RH と表します）に分かれていることです。この半球の中に皮質下の部分が隠れています。そして、大脳の後ろ側にはクルミ形の**小脳**があって、その下方には脊髄があります。大脳半球の表面は**皮質**（ラテン語で cortex、樹皮の意味）で覆われていて、1 枚の紙を両端から押し潰すときにできるような扇面状の**シワ**になって、まるで小さな山脈がたくさん並んでいるようです。このシワのおかげで、狭い頭蓋骨内にもかかわらず、大脳皮質の表面積が増えており、シワを平らに延ばすと新聞紙 1 ページほどの面積があります。

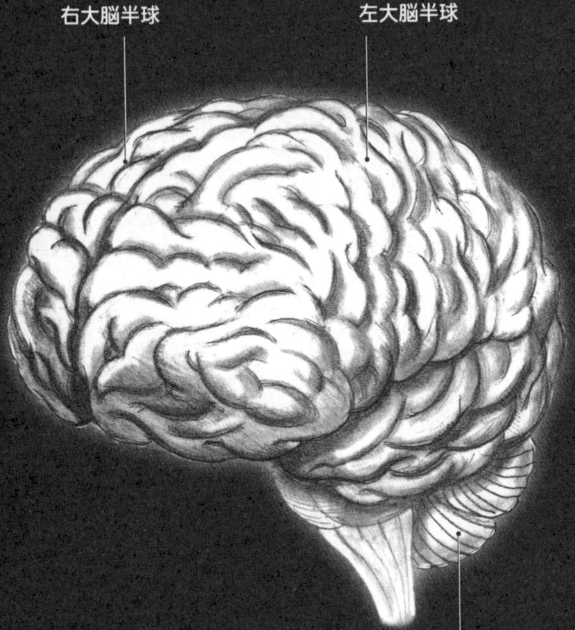

多くの古代言語では、**脳**と**骨髄**の区別をしていません。古代ギリシャ人と中国人たちは脳も骨髄も精液からできたものと考えていました。

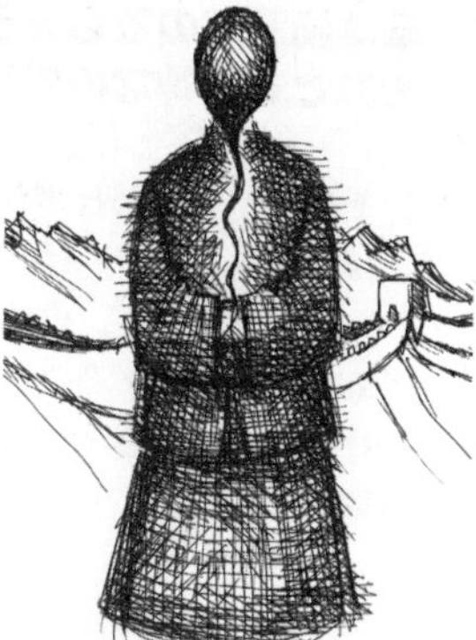

中王国時代（前約 2040 －前 1786）のエジプト人たちは、心臓、肺、肝臓や腎臓を、体のほかの部分といっしょに保存したのですが、脳をあまり重要と思わなかったので、脳を保存しませんでした。

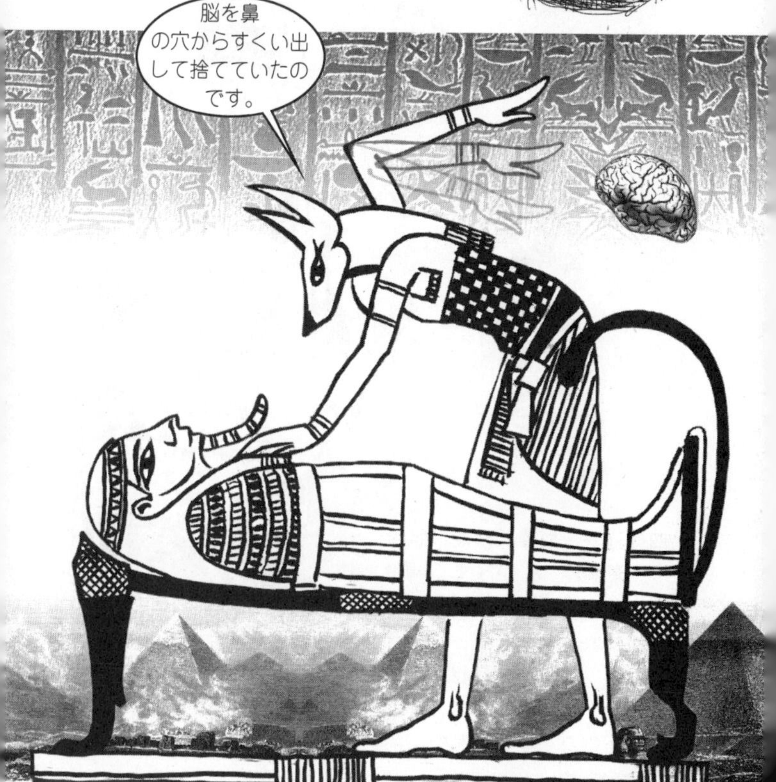
脳を鼻の穴からすくい出して捨てていたのです。

脳は物質なのでしょうか、それとも精神なのでしょうか？

ギリシャの医師**ヒポクラテス**（前約460－前377）は、今までの、神々や精霊が、肉体と心の病気をひきおこすという考えに反対し、肉体と心を、純粋に唯物論的に説明しました。

プラトン（前427－前347）はこの唯物論者たちの四体液説をそのまま受け入れたわけではありませんでした。彼は**魂**を信じ、それを3つに分けました。

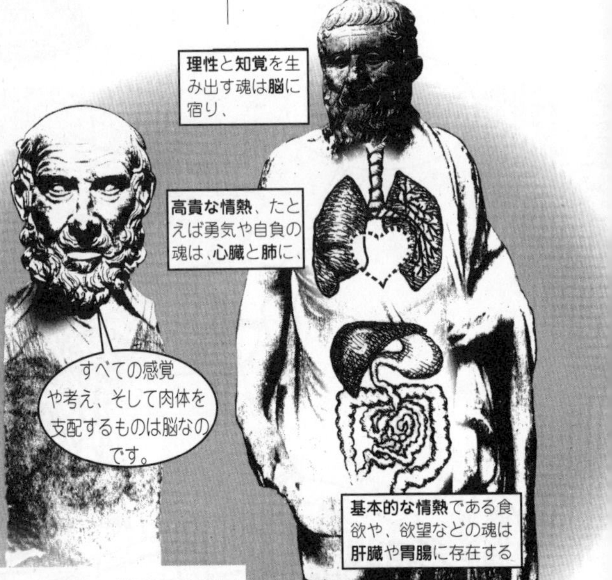
理性と知覚を生み出す魂は脳に宿り、
高貴な情熱、たとえば勇気や自負の魂は、心臓と肺に、
基本的な情熱である食欲や、欲望などの魂は肝臓や胃腸に存在する
すべての感覚や考え、そして肉体を支配するものは脳なのです。

四体液 ── 血液、粘液、胆汁そして黒胆汁 ── がうまく調和すると、健康で、気分もよく、体質が優れているのだと彼は考えました。この調和が崩れると、体の具合が悪くなるので、出血、飢え、下痢などを利用して、治療したのです。

脳に宿った一つめの魂は、**滅びないもの**でしたが、2番めと3番めは**死滅するもの**だと思っていました。

アリストテレス（前 384－前 322）は、脳に**触っても**なんの感覚もひきおこさないことを知って、**心臓**こそが、**感覚**がおきる場所に違いないと唱えました。

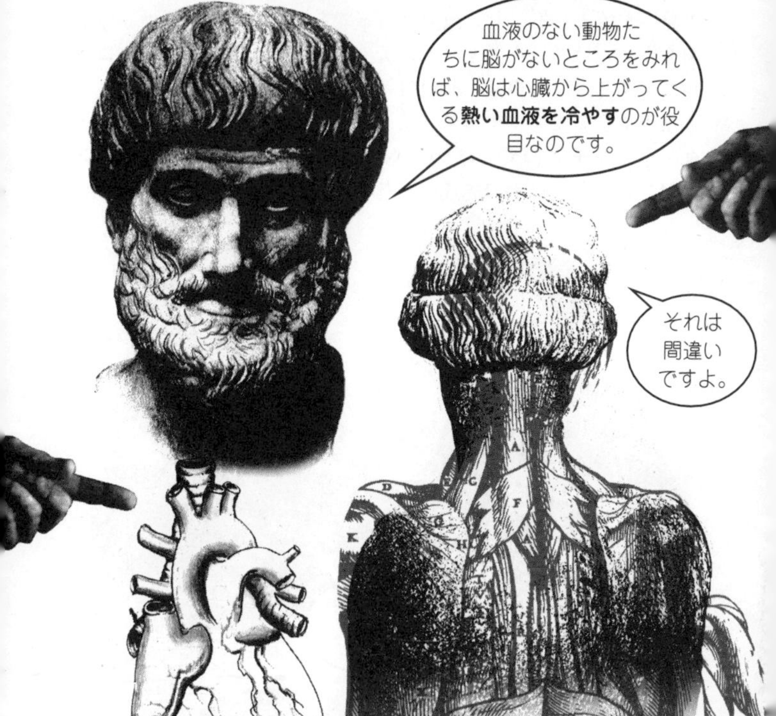
血液のない動物たちに脳がないところをみれば、脳は心臓から上がってくる**熱い血液を冷やす**のが役目なのです。
それは間違いですよ。

ローマ時代のギリシャ人の医者、**ガレン**（129－約 199）は動物の解剖、実験、臨床での実践、負傷した剣士を観察するなどして、「脳は感覚と自発的な動作を決める臓器である」と結論づけました。

精神が**脳にあるのか**、それとも、**心臓にあるのか**、という論争は、このまま中世に持ち越され、その後も続いていくのです。

地図作りの先駆者たち

ルネッサンス期になると、ヨーロッパでは地図の作成と航海術の発展が始まりました。地図といっても海の向こうの新世界の地図を指すだけではありません。天空の地図は、**ニコラウス・コペルニクス**（1473–1543）や**ガリレオ・ガリレイ**（1564–1642）のような天文学者たちによって、また、体内の地図は、**レオナルド・ダ・ヴィンチ**（1452–1519）や、**アンドレアス・ヴェサリウス**（1514–64）、そのほかの先達の解剖学者たちによって作られました。

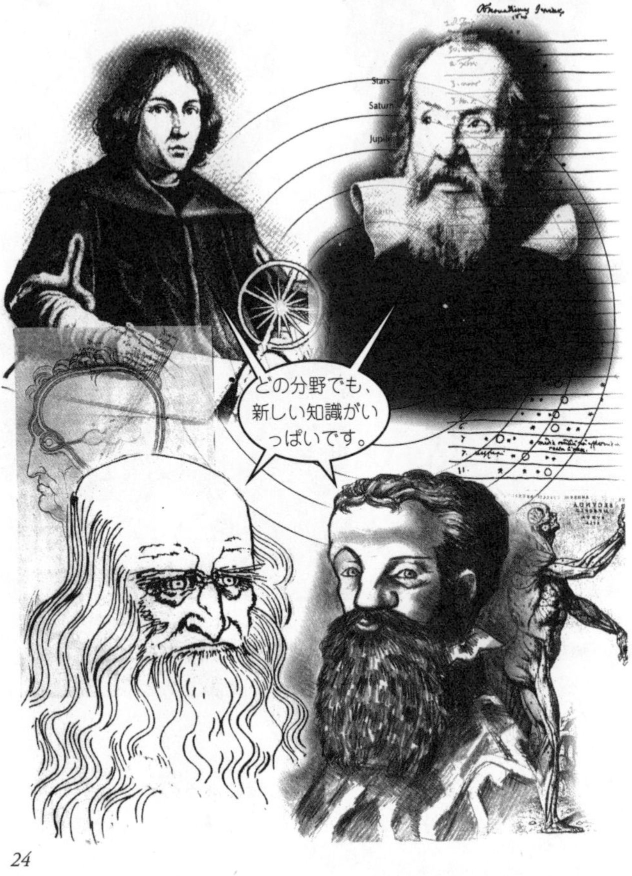
Stars
Saturn
どの分野でも、新しい知識がいっぱいです。

空洞にある心

ギリシャ時代の初めから、脳に精神が宿るという仮説を唱えた人たちは、**魂**と**精神のいろいろな働き**を決める場所は、脳の神経組織の中ではなくて、**脳室**と呼ばれる脳内の空洞にあると信じたのです。

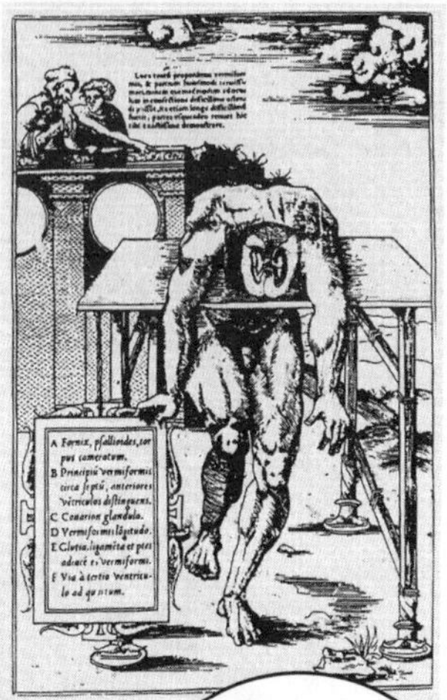

ヴェサリウスは、吸い込んだ空気と、心臓から上がってきた生気が脳室で一つになり、**血気**に形を変えて、感覚と動作を決定する臓器に運ばれるのだと説きました。これが、神経の働きについて述べた、初めての科学的理論らしいものでした。

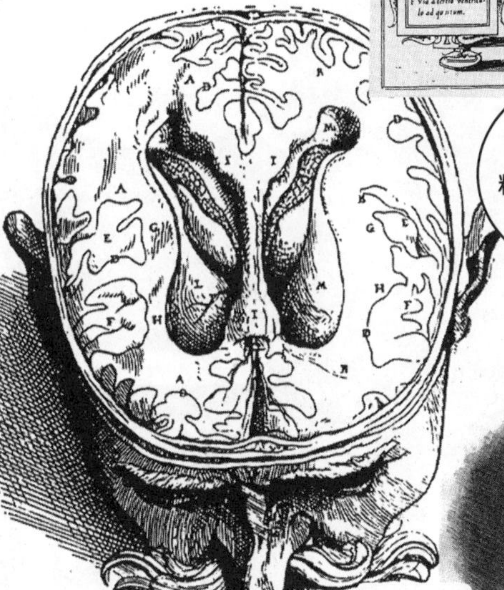

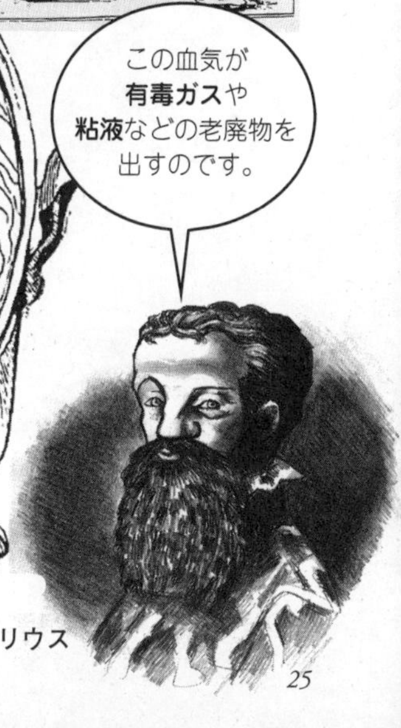

アンドレアス・ヴェサリウス

脳室、組織と心

脳に、いったいいくつの脳室があるのかについては、いろいろな議論が交わされました。記憶、考え、判断や理性などの異なった**機能**は、それぞれ違った脳室に局在していると思われていました。**フランシスカス・ド・ラ・ボー**（別名シルビウス。1614−72）と**トーマス・ウィリス**（1621−75）が現れるまでは、このような考えが主流でした。

哲学者**ルネ・デカルト**（1596−1650）は、肉体と、意識が宿っている心や魂は、別のものだと考えました。

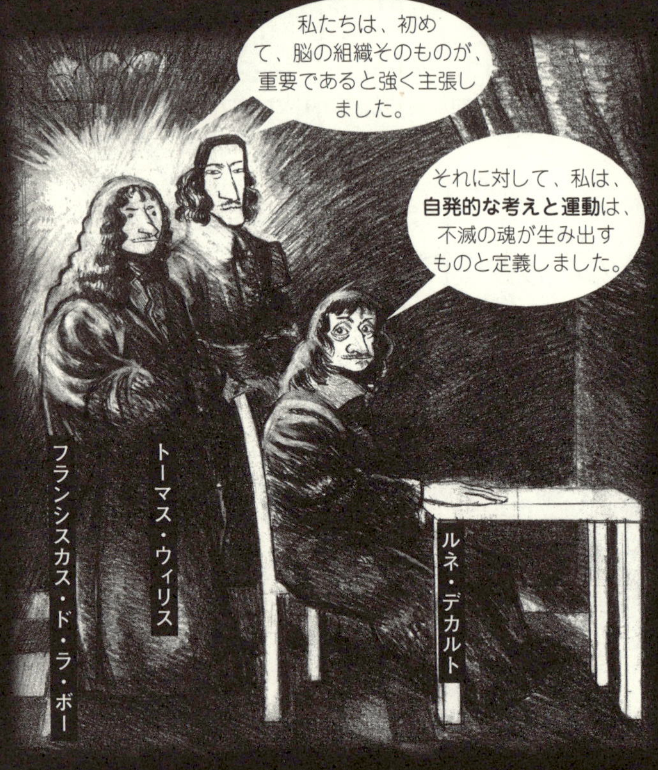

私たちは、初めて、脳の組織そのものが、重要であると強く主張しました。
それに対して、私は、**自発的な考えと運動**は、不滅の魂が生み出すものと定義しました。
フランシスカス・ド・ラ・ボー
トーマス・ウィリス
ルネ・デカルト

魔法の治療魚と呼ばれる魚

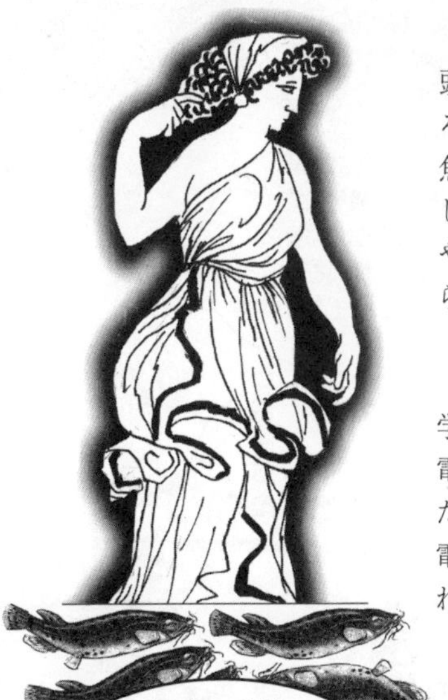

ローマ時代の医者たちは、麻痺《まひ》、頭痛、関節炎や痛風など、いろいろな種類の病気を治すのに、電気魚の上に患者を立たせて治療しました。電気魚から患者の足に活力や生命力が移ってくると考えたからです。

18 世紀中頃までに、電気物理学と、発電機の技術が進歩して、電気療法は、再び盛んになりました。脳は発電機とみられ、神経は電気が流れる電線であると考えられていました。

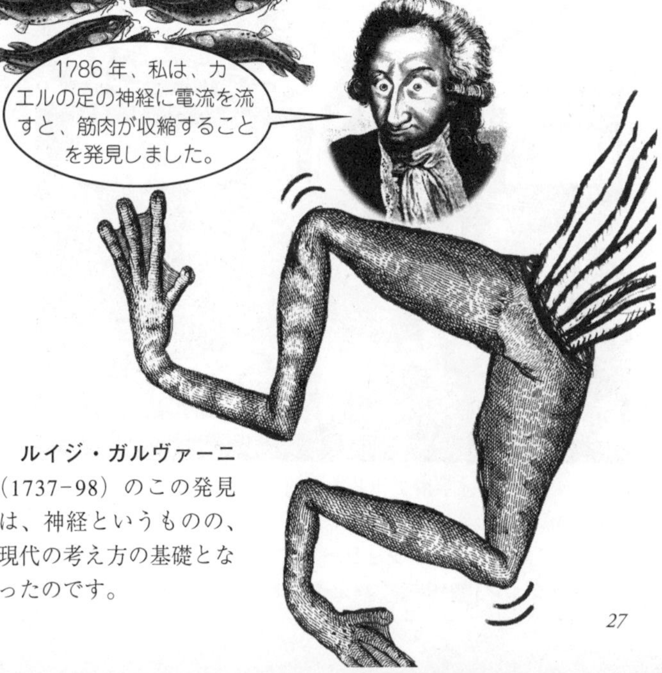
1786 年、私は、カエルの足の神経に電流を流すと、筋肉が収縮することを発見しました。

ルイジ・ガルヴァーニ（1737−98）のこの発見は、神経というものの、現代の考え方の基礎となったのです。

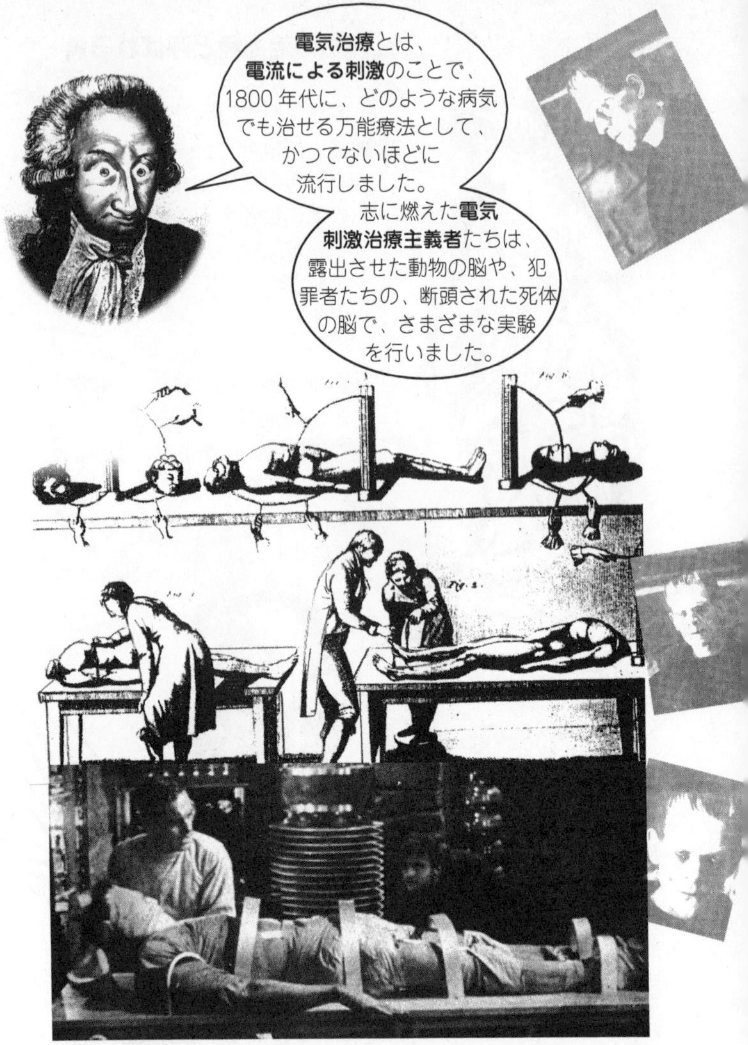
電気治療とは、
電流による刺激のことで、
1800年代に、どのような病気でも治せる万能療法として、かつてないほどに流行しました。
志に燃えた電気刺激治療主義者たちは、露出させた動物の脳や、犯罪者たちの、断頭された死体の脳で、さまざまな実験を行いました。

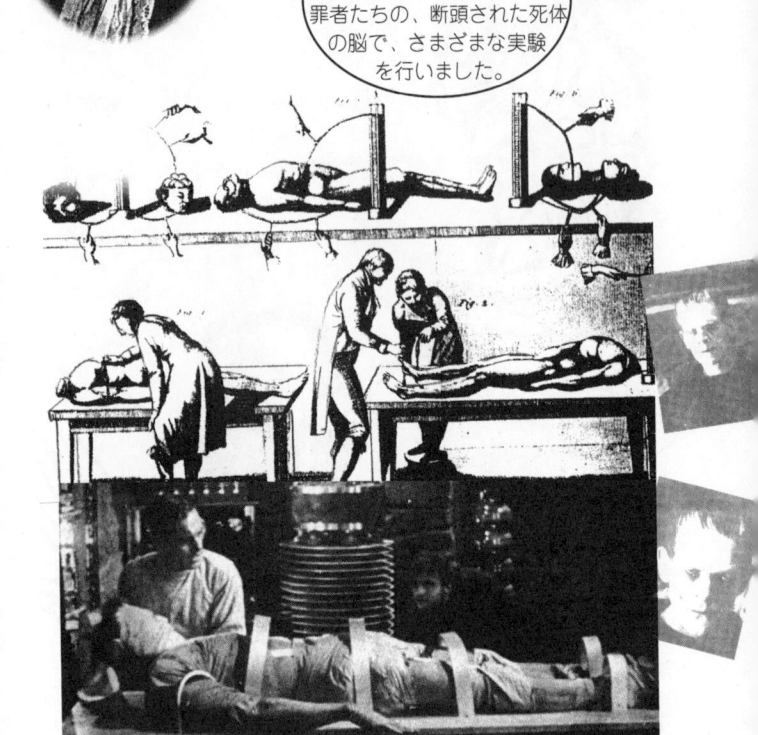

今の私たちの「手術文化」では何でもないことですが、当時この研究が人々に与えた恐怖や嫌悪感は、たいへんなものでした。1818年には、**メアリ・シェリー**（1797−1851）が、小説『**フランケンシュタイン**』の中でそれを書きあらわしたりもしています。

頭の上のこぶ

19世紀の初めには、また、**フランツ・ガル**（1758–1828）や**ヨハン・シュプルツハイム**（1776–1832）による**骨相学**も発達しました。熟練した神経解剖学者だった2人が、熱烈に支持していたことが二つあります。

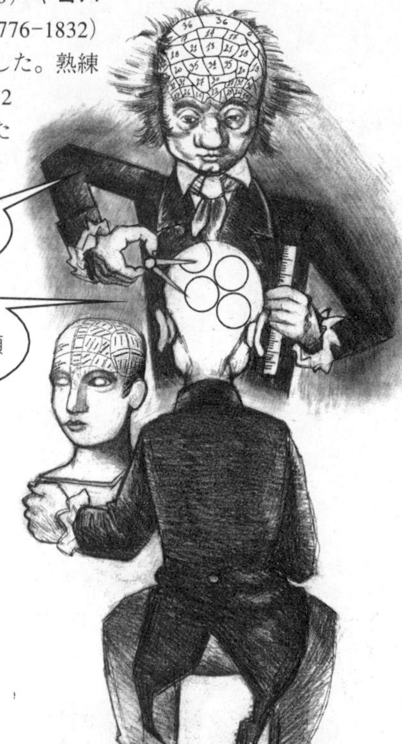
脳は、心の
臓器です。
精神と道徳の機能は、
別々に特別な皮質の領
域に局在します。

残念なことに、2人は個人が持っている記憶とか、子供への愛情の深さは、それに関係のある脳の領域の大きさによって決まると信じていました。一方で、これは、その領域の上にある頭蓋骨の形にも影響してきます。愛情深い両親なら、ちゃんと愛情の領域の上にこぶができているはずです。この考えはたちまち広まり、頭蓋骨を調べれば人格も分析できるということになりました。20世紀になってから誰もが精神分析医に行くように、骨相学者のところに行って「自分のこぶを診てもらう」のが当時の流行でした。しかし、どのような精神の機能があるのか、また、どのようにしてそれが頭蓋骨に局在しているのかについては、意見が一致する骨相学者はいませんでした。

機能の局在化の始まり

デカルトを心から信奉していた弟子の**マリー=ジャン=ピエール・フルーランス**（1794-1867）は、骨相学に反対の立場をとりました。彼は、心や魂は統一されたものと信じ、いろいろな部分に分けられているのではないと考えました。フルーランスは直流電気刺激の効果と脳の特定の（位置を正確に特定してある）部位の損傷を研究して、下に記した3つの事柄を正しく導き出したのです。

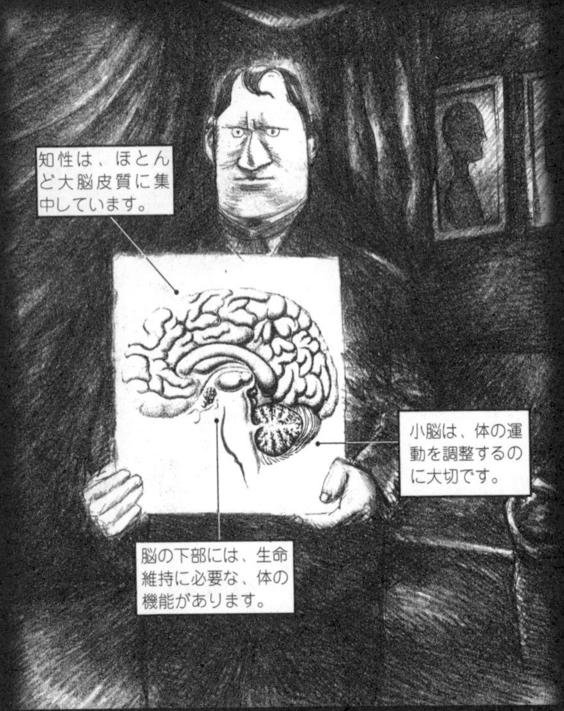

知性は、ほとんど大脳皮質に集中しています。
小脳は、体の運動を調整するのに大切です。
脳の下部には、生命維持に必要な、体の機能があります。

彼は知的な機能は、一つ一つ別なものとしては考えられない、としました。そして、動物の脳の皮質を取り除くと、知性は低下するが、それは取り除いた皮質の割合に比例して低下すると主張しました。

19世紀に、探検家たちが、「内陸」にどんどん踏み込んで探検したのと同じように、神経解剖学者たちも、脳の内部に踏み込んで、どの場所がどのような機能をするかについて、詳しく調べ始めました。1860年代になると、**ギュスタヴ・フリッチュ**（1838–1927）や**エドゥアード・ヒッツィッヒ**（1838–1907）が、皮質機能の局在について、確かな証拠を見つけたようでした。

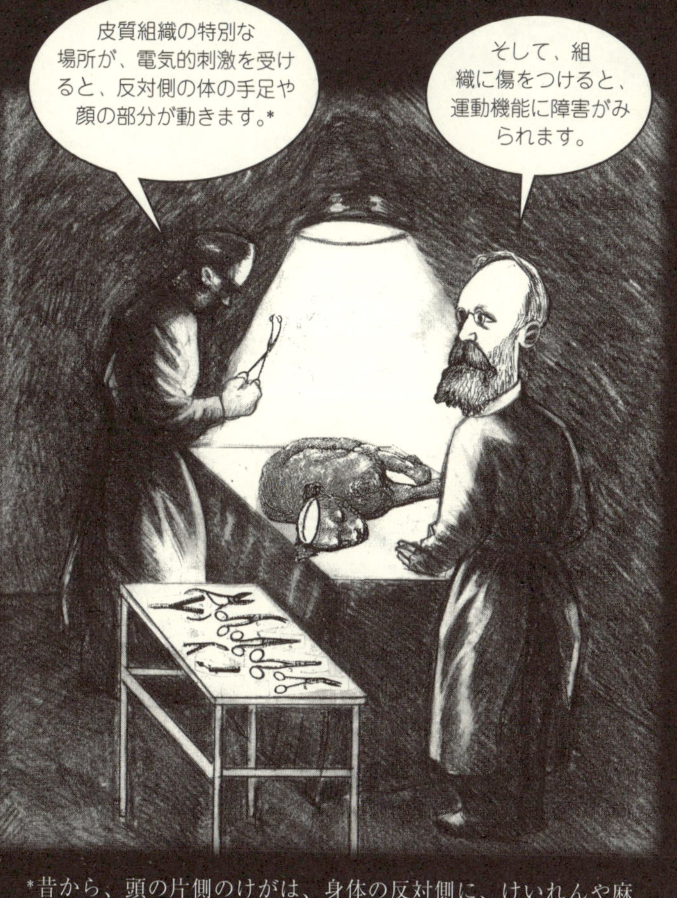

皮質組織の特別な場所が、電気的刺激を受けると、反対側の体の手足や顔の部分が動きます。*
そして、組織に傷をつけると、運動機能に障害がみられます。

*昔から、頭の片側のけがは、身体の反対側に、けいれんや麻痺などの症状をひきおこすということはよく知られていました。

1861 年には、皮質の局在を、強く支持する人が現れました。**ポール・ブローカ**（1824 − 80）が、言語障害は左前頭葉の傷のせいであることを証明したのです。

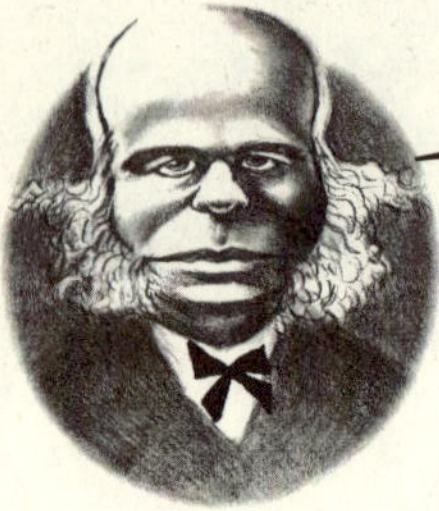
左前頭葉に傷がつくと、何を言われたかは、わかりますが、話せなくなるのです。

これが「**ブローカ失語症**」と呼ばれるものです。左前頭葉にあるブローカの言語中枢[左利きの人は右前頭葉にある]は、話すという動作を調整しています。その場所は、唇、舌、声帯の動きを支配している**運動皮質**のすぐ隣になります。

1874 年には、**カール・ウェルニッケ**（1848−1904）が、側頭葉の一部への傷が、別の種類の言語障害をひきおこすことを発見しました。この領域は、聴覚に関係している組織（**聴覚皮質**）の近くにあります。

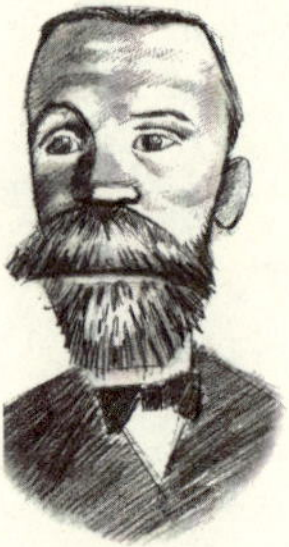
この部分に傷がある人は、話すのは流暢でも、言っていることがほとんど意味をなしません。

これを「**ウェルニッケ失語症**」と呼びます。

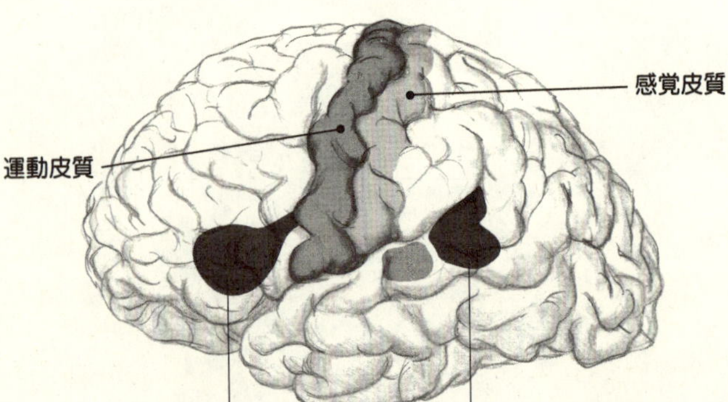
感覚皮質
運動皮質
ブローカの言語中枢
ウェルニッケの言語中枢

何年もたってから、神経外科医の**ワイルダー・ペンフィールド**（1891−1976）が、脳の手術中に、意識のある患者の脳を刺激してみました。*その結果、前頭葉内の、人間の運動をつかさどる細長い部分（いわゆる運動皮質）の場所がわかりました。彼はまた、頭頂葉にある感覚を司る場所をもつきとめました。

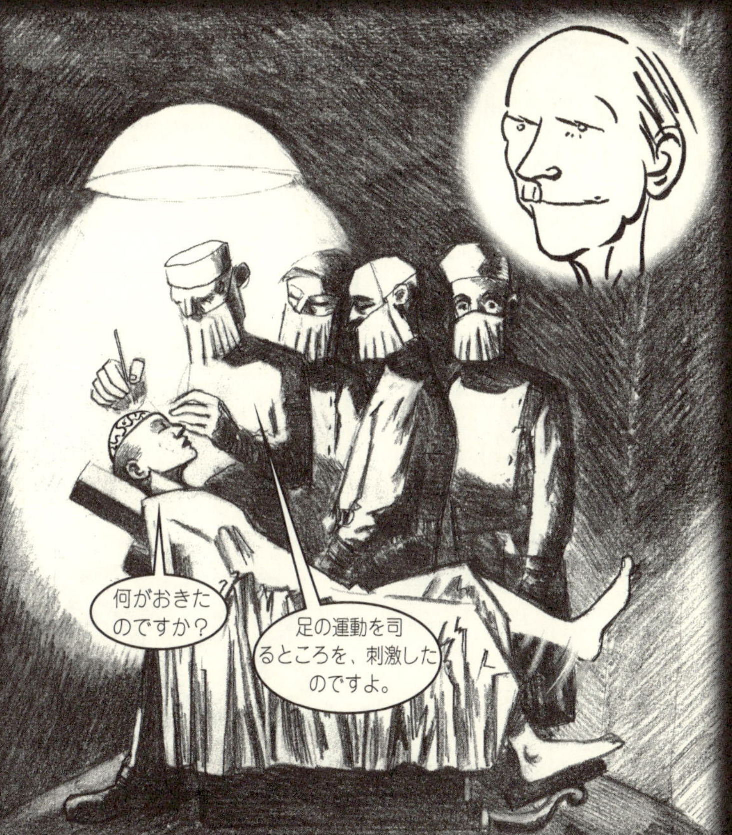
何がおきたのですか？
足の運動を司るところを、刺激したのですよ。

*覚えていますか？　アリストテレスは、脳に直接触っても、痛みや他の感覚がないことをすでに知っていましたね。

フリードリッヒ・ゴルツ（1834−1902）

このような成功例があったにもかかわらず、高度な精神機能を大脳皮質の特定の部位に局在させることには、常に反対がありました。これはなんといっても、局在論主張者たちが、骨相学者たちがそうだったようにそれぞれが食い違う脳の地図を作り始めたからです。

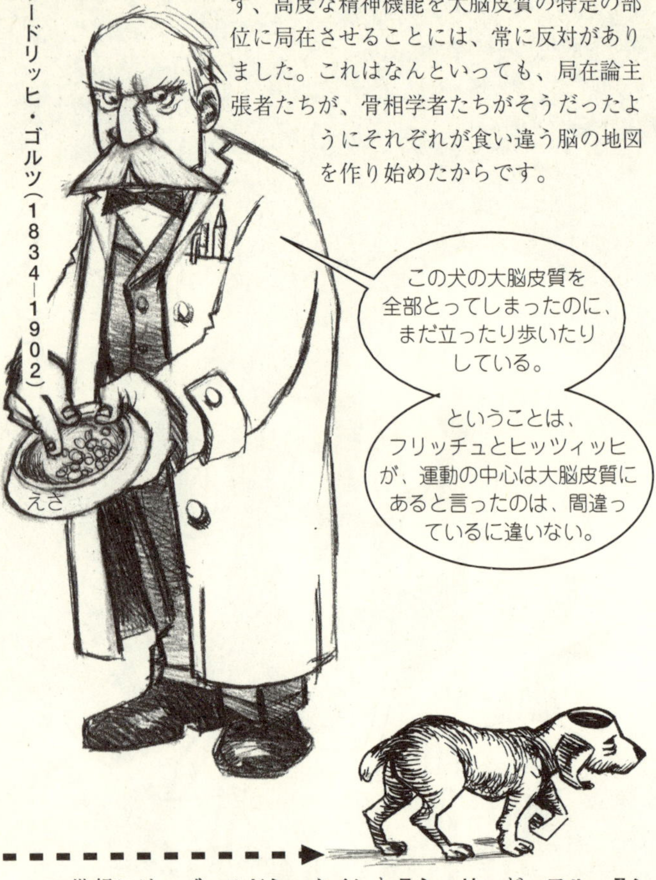

この犬の大脳皮質を全部とってしまったのに、まだ立ったり歩いたりしている。
ということは、フリッチュとヒッツィッヒが、運動の中心は大脳皮質にあると言ったのは、間違っているに違いない。
えさ

20 世紀には、**ゴールドシュタイン**と**ラシュリー**が、**フルーランス**と**ゴルツ**の全体論的な考え方を引き継ぎました。そして、「高度な機能は大脳皮質**全体**で調整され、受けた傷の程度によって、どのぐらいの機能が失われるかが決まる」と主張しました。その他の、**モナコー**や**シェリントン**のような人たちは、結局、大脳皮質の働きを認める物質主義の立場から離れ、高度な精神機能を魂と結びつける説をとりました。

脳機能をまとめる

脳機能の局在論と全体論がはっきりと対立する中で、最初に答えを出したのが**ジョン・ヒューリングズ=ジャクソン**（1835−1911）でした。ヒューリングズ=ジャクソンは、脳の特定の皮質部分に、簡単な感覚と運動の機能が局在することは認めていました。しかし、彼は、もっと複雑な思考と行動には、この単純な機能がたくさん**集まって**、脳のほかの領域と共同して働くことが必要だと考えました。そのほかにも彼は「同じ」活動が、脳のうちでも新しく進化した部分[たとえば大脳皮質]（注）にも、古くからあった部分[たとえば大脳辺縁系]にも、認められることをも理解していました。

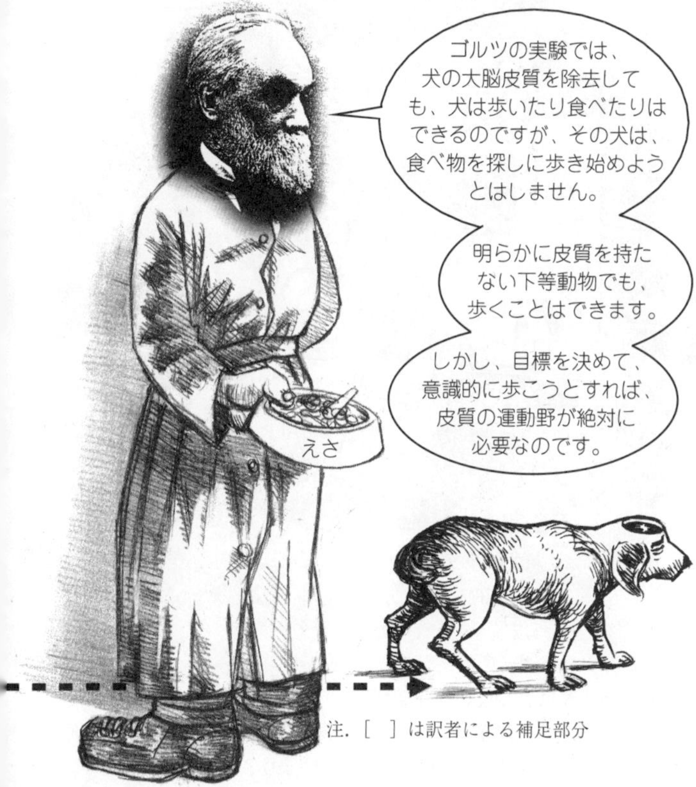
ゴルツの実験では、犬の大脳皮質を除去しても、犬は歩いたり食べたりはできるのですが、その犬は、食べ物を探しに歩き始めようとはしません。
明らかに皮質を持たない下等動物でも、歩くことはできます。
しかし、目標を決めて、意識的に歩こうとすれば、皮質の運動野が絶対に必要なのです。
えさ

注．［　］は訳者による補足部分

赤ちゃんが、手を支えれば歩くことができるのは、背骨に支えられるからです。でも、大きくなったら、「皮質」を使った歩き方を学ぶことになります。

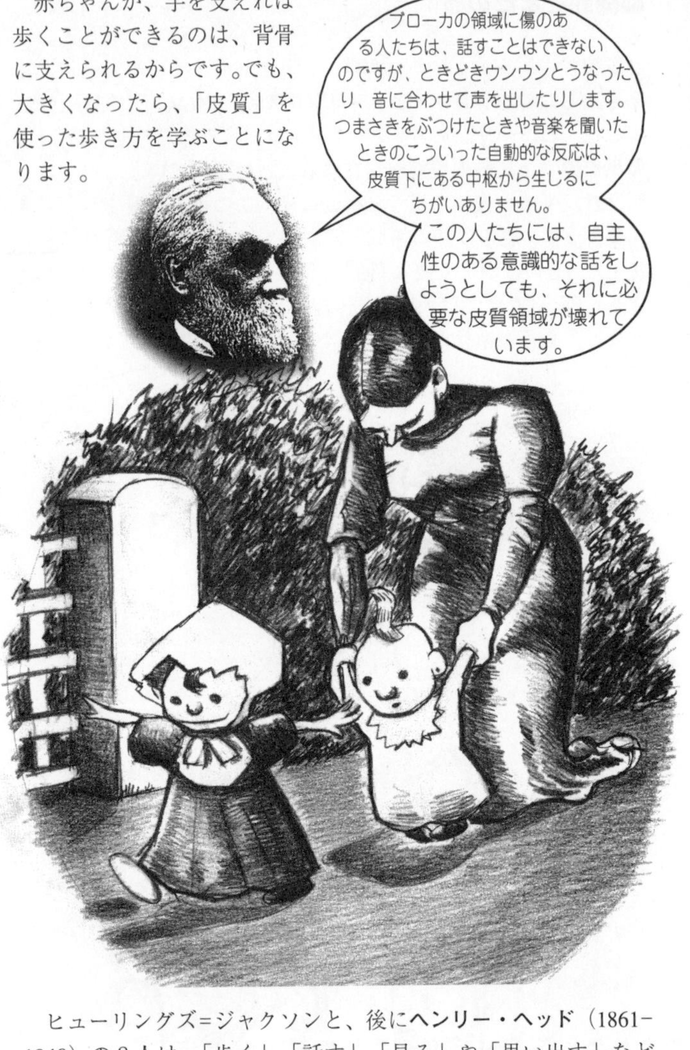
ブローカの領域に傷のある人たちは、話すことはできないのですが、ときどきウンウンとうなったり、音に合わせて声を出したりします。つまさきをぶつけたときや音楽を聞いたときのこういった自動的な反応は、皮質下にある中枢から生じるにちがいありません。
この人たちには、自主性のある意識的な話をしようとしても、それに必要な皮質領域が壊れています。

ヒューリングズ=ジャクソンと、後に**ヘンリー・ヘッド**（1861–1940）の2人は、「歩く」、「話す」、「見る」や「思い出す」などのようなものは、言葉としては一単語であっても、それらの動作は、必ずしも一つではない、と言っています。

ロシアの偉大な神経心理学者の**アレクサンドル・ルリア**（1902−77）は、脳のいろいろな領域が、ときによって、違った**組み合わせ**で働いて、同じ機能をすることを指摘しました。たとえば、新しい技術を学習するには意識的な、皮質を使った考えが必要とされますね。でも、いったんその技術を充分学習してしまえば、その後は、それを扱うところは、皮質下にある中枢に移動してしまうのです。

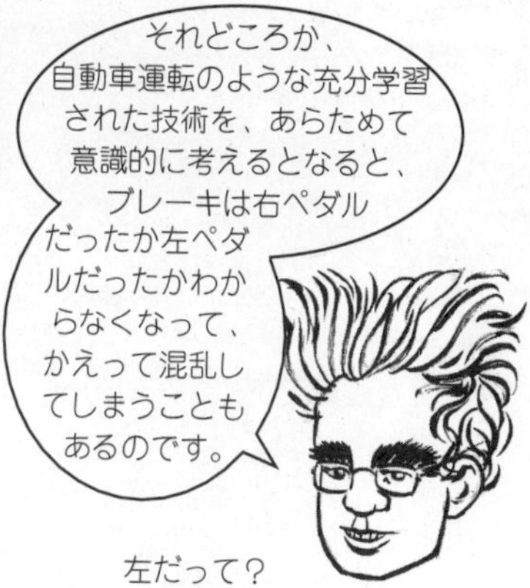
それどころか、自動車運転のような充分学習された技術を、あらためて意識的に考えるとなると、ブレーキは右ペダルだったか左ペダルだったかわからなくなって、かえって混乱してしまうこともあるのです。

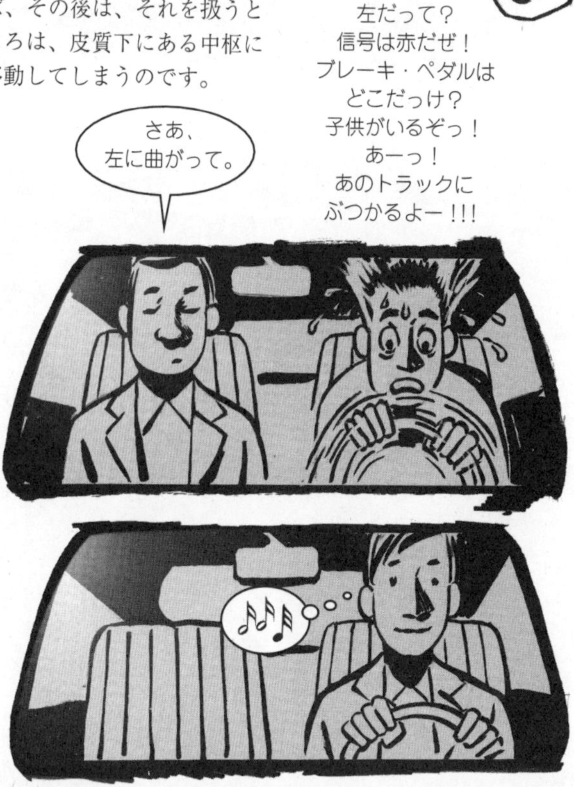
さあ、左に曲がって。
左だって？信号は赤だぜ！ブレーキ・ペダルはどこだっけ？子供がいるぞっ！あーっ！あのトラックにぶつかるよー!!!

進歩の道

脳はいったい何でできているのでしょう？　血管でできているのでしょうか、それとも、腺でしょうか、または、小さな液状の球体からできているのでしょうか？　17 世紀のこの論争は、技術の進歩があったものの、脳が、**さまざまなことを秘めた 3 次元の複雑な**臓器であることがわかっただけにとどまりました。このときの技術の進歩としては、神経解剖学や解剖器具の改良、脳の組織を処理したり、保存したりする化学的方法の発展、顕微鏡での検査方法の精巧化、標本組織の染色方法の発明などが挙げられます。

19 世紀の終末までには、神経系の細胞理論が確立されました。

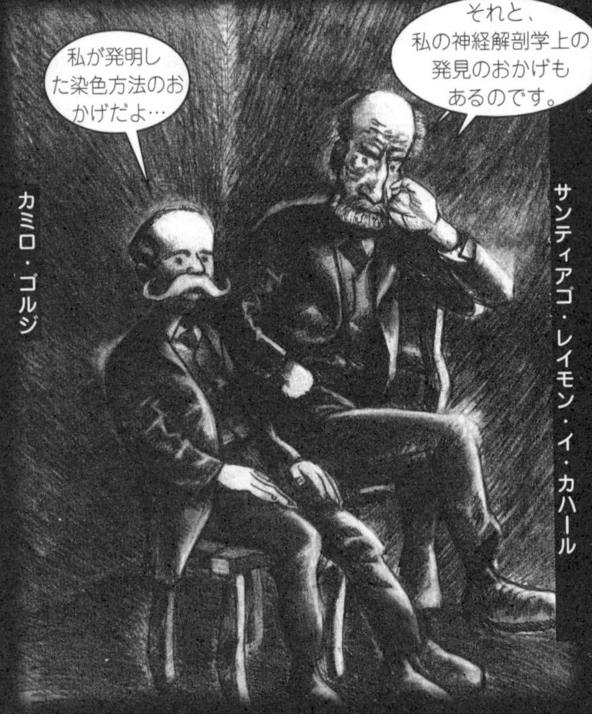
それと、私の神経解剖学上の発見のおかげもあるのです。
サンティアゴ・レイモン・イ・カハール
私が発明した染色方法のおかげだよ…
カミロ・ゴルジ

ニューロン（神経細胞）とグリア（神経膠《こう》）

脳には2種類の細胞があります。ひとつが**ニューロン**で、その数は100億と言われています。もうひとつは、**グリア**細胞と呼ばれ、その数はニューロンよりも多いのです。神経細胞といわれるニューロンは、いわゆる、「脳細胞」のことで、たくさんの種類があります。そのすべてが、**細胞体**と**軸索《じくさく》**、多くの枝分かれした**樹状突起《じゅじょうとっき》**と呼ばれる神経線維を持っています。

グリア細胞についてはあまり詳しくわかっていません。その役目の一つは、**ミエリン**という脂肪でできた絶縁物質を作ることです。ミエリンはたくさんの軸索を包んでおり、電線を包むビニール・カバーの役割をしています。多発性硬化症のような神経の退行性の病気にかかると、このミエリンがなくなってしまいます。

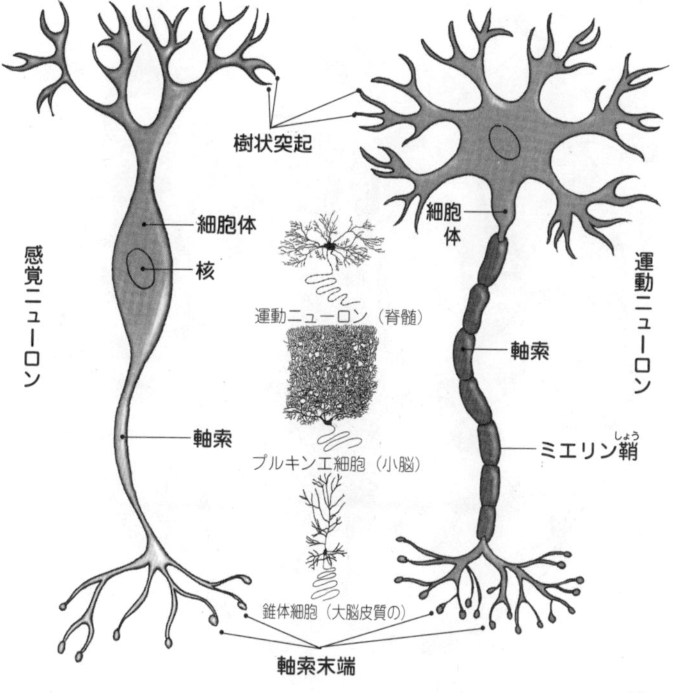

灰白質と白質

細胞体がぎっしり詰まっているところは灰色に見えるので、「**灰白質**《かいはくしつ》」または皮質といわれ、おもに大脳の表面を覆っています。「**白質**」といわれる組織は、おもに髄鞘《ずいしょう》を持つ軸索であって、これは脳の内部にある別の神経細胞群のかたまり（これを**神経核**と呼びます）とつながっています。

皮質の表面のシワによって皮質にはでこぼこができ、その表面積が増えています。このひだのへこみ部分を**大脳溝**といって、盛り上がった**大脳回**という山脈状のうねで区切られています。

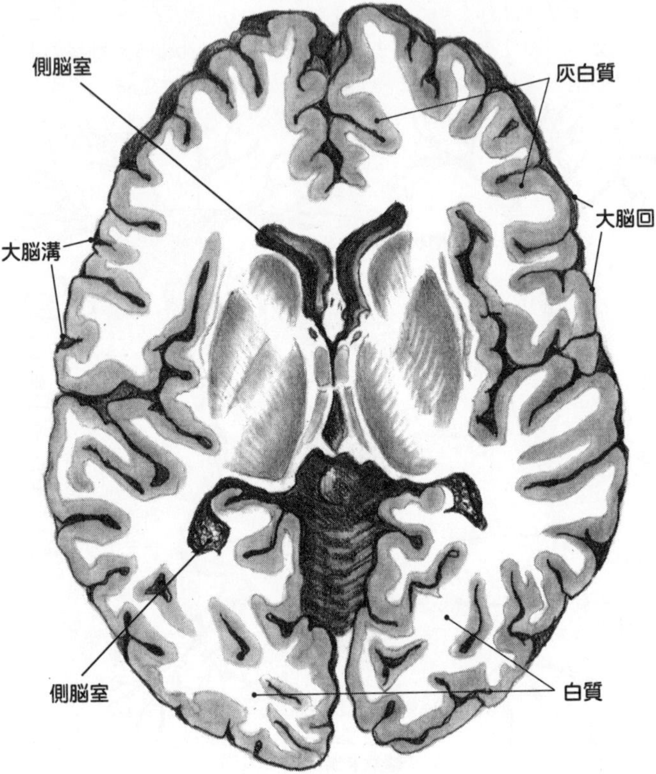

電気的な脳

ニューロンには「感受性」があって、電流のような外からの刺激に反応します。細胞体が樹状突起や他の細胞の軸索から、刺激、つまり信号を受け取ると「放電」します（刺激反応をみせる）。つまり、弱い**電気信号**が、軸索を通じて送られるのです。信号は軸索から、他のニューロンの樹状突起や細胞体に伝わり、終点としては**筋肉**や**腺**の細胞に届きます。

神経科学者たちは、**電極**を細胞体に刺して、ニューロンの研究をすることができます。

電極を使って、細胞が毎秒何回放電するかを調べて**記録**したり、また、**電流で刺激して**、細胞を放電させます。

どのニューロンも、樹状突起や細胞体によって、莫大な数のほかの神経細胞につながっていて、刺激を受けます。このうちのいくつかは**興奮性の**ものであり（目標細胞の放電回数を増加させます）、またいくつかのものは**抑制的な**ものです（放電回数を減少させます）。これら２つの興奮と抑制の刺激が一体となって目標細胞に衝突して、放電率が決まります。

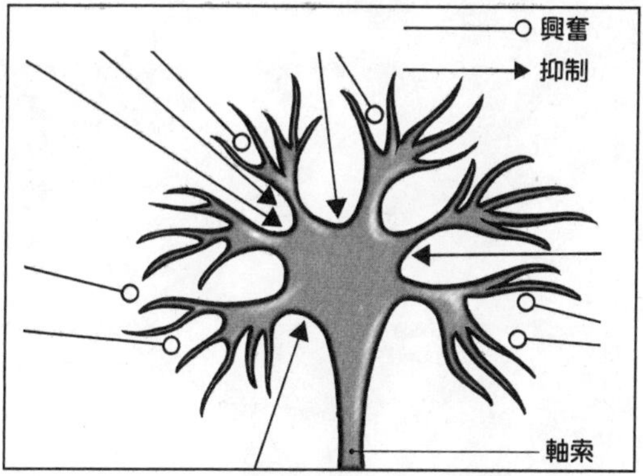

図は、細胞が興奮を（おもに樹状突起を介して）受ける様子と、抑制を（おもに細胞体へ）受ける様子を表したものです。

異常な放電

脳細胞の集まりは、ときによって異常な放電をすることがあります。

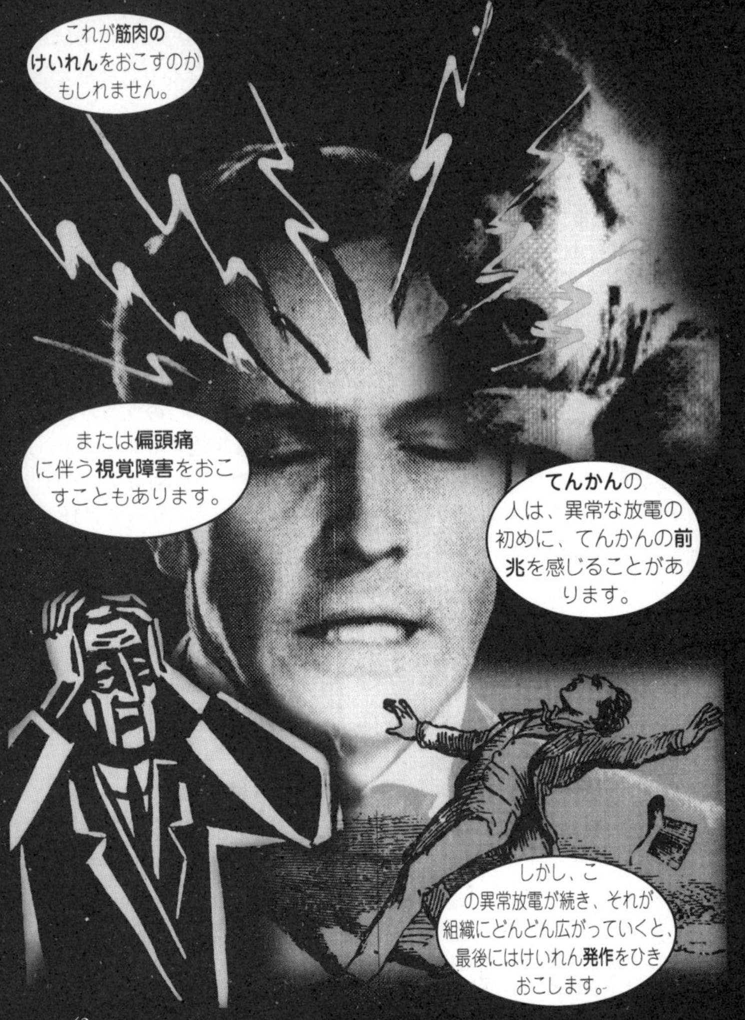

これが筋肉のけいれんをおこすのかもしれません。
または偏頭痛に伴う視覚障害をおこすこともあります。
てんかんの人は、異常な放電の初めに、てんかんの前兆を感じることがあります。
しかし、この異常放電が続き、それが組織にどんどん広がっていくと、最後にはけいれん発作をひきおこします。

化学的な脳

軸索から出ている枝の部分が、他の樹状突起や目的の細胞に接触する場所に、小さな隙間があります。その隙間を、**チャールズ・スコット・シェリントン卿**（1857−1952）は**シナプス**（つぎめ）と名づけました。軸索を通ってくる電気信号は、この隙間を跳び越えることができません。そのかわりに、**シナプスの手前にある**軸索が特別な形をした化学的な**分子**を放出するのです。

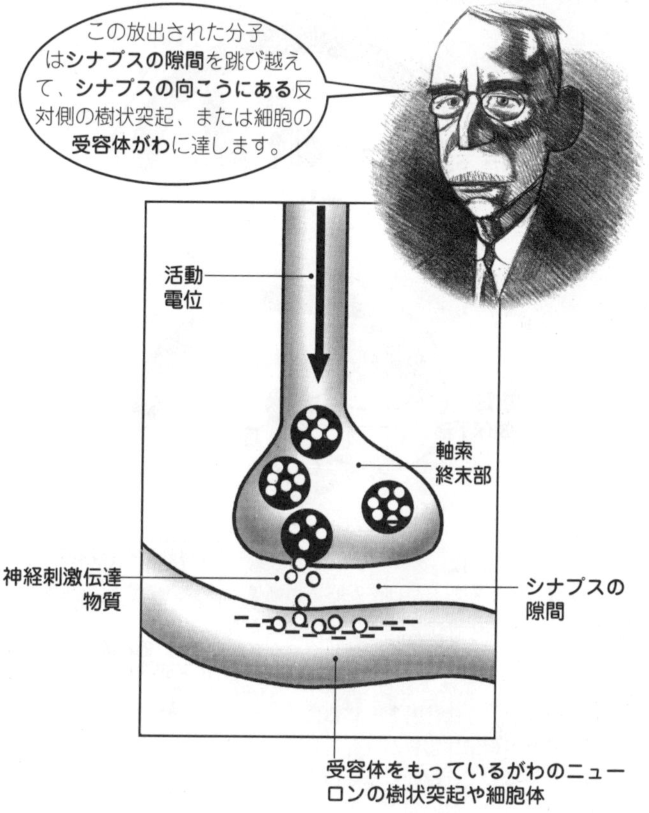
この放出された分子は**シナプスの隙間**を跳び越えて、**シナプスの向こうにある**反対側の樹状突起、または細胞の**受容体がわ**に達します。
活動電位
軸索終末部
神経刺激伝達物質
シナプスの隙間
受容体をもっているがわのニューロンの樹状突起や細胞体

次の細胞が他のニューロンの場合、この分子が到達すると、細胞の放電が強まったり（興奮性)、弱まったり（抑制性）します。

化学的な機能不全

このような働きをする化学物質を**神経刺激伝達物質**と呼びます。その代表的なものが、**セロトニン**や**ドーパミン**です。これらの神経刺激伝達物質が少なすぎたり、多すぎたりすると、いろいろな機能がうまく働かなくなります。その例として、パーキンソン病があります。これは、自発的に動作を始めたり、調整したりすることが難しくなる病気です。この病気は、脳のドーパミンが少ないことに関係があります。脳内のドーパミンを増やせば、病気の症状が軽くなります。

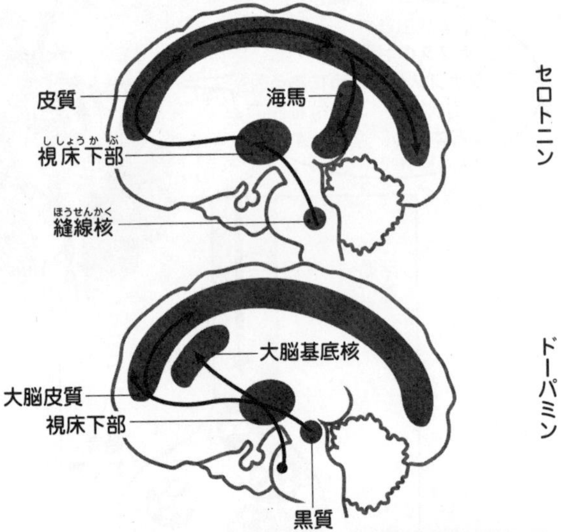
セロトニン
皮質
海馬
視床下部《ししょうかぶ》
縫線核《ほうせんかく》
ドーパミン
大脳基底核
大脳皮質
視床下部
黒質

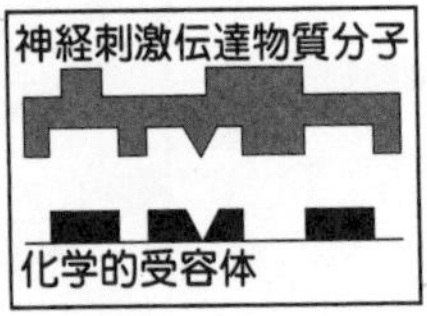
神経刺激伝達物質分子
化学的受容体

モルヒネやLSD、クラーレ（筋肉弛緩作用物質）のようなものは、なぜその効果が現れるのでしょうか？　その理由は、それらが、脳にもとからある、神経刺激伝達物質と同じような構造をしているからで、シナプスの向こう側にある受容体にくっついて、神経刺激伝達物質が受容体にくっつくのをじゃまして、神経の伝達路を一時的に中断させるからなのです。鍵穴に合い鍵がはまっていると、本物の鍵がはまらないようなものです。

脳、ホルモンと体

神経刺激伝達物質は、いろいろな点で、**ホルモン**によく似ています。**アドレナリン**や**テストステロン**のようなホルモンは、腺から、血液中に分泌され、血液で運ばれて、離れた場所のさまざまな臓器に作用します。

ホルモンはエネルギー製造や代謝などの体の機能を、正しく整えます。

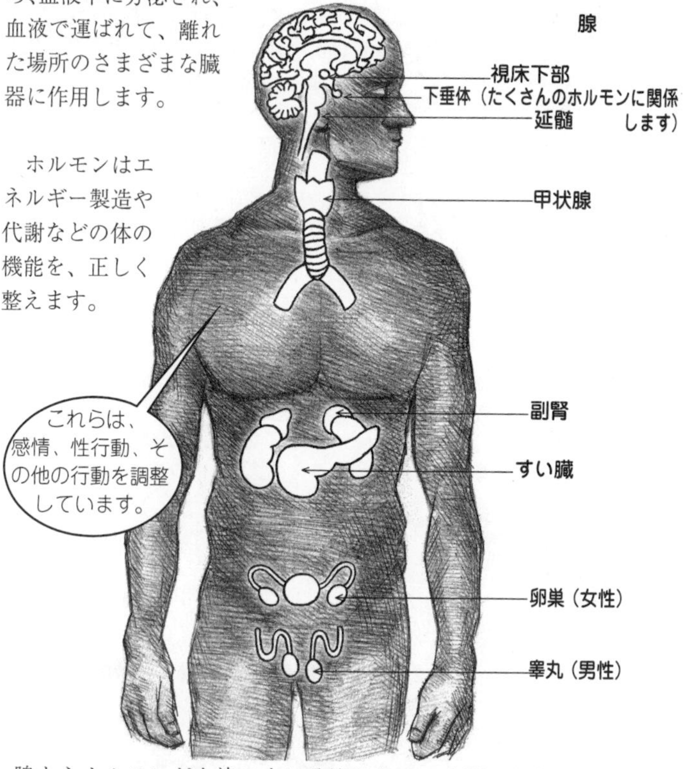

腺
視床下部
下垂体（たくさんのホルモンに関係します）
延髄
甲状腺
これらは、感情、性行動、その他の行動を調整しています。
副腎
すい臓
卵巣（女性）
睾丸（男性）

腺からホルモンが血液の中に分泌されるのを脳が調整しています。

そのホルモンは、血液によってまた脳に運ばれて、今度は脳の活動を調節するのです。

脳は体の臓器の一つであり、体全体の働きの一部でもあります。この本のように、脳にだけ注目するような場合には、とかくこの事実が忘れられがちです。

人の脳の地図

脳は、ちょっと考えられないくらい複雑な仕組みになっています。脳を説明するために増えつづけてきた用語はもういやになるほどです。それというのも、脳は、たくさんの違った分野の人によって研究されているからです——解剖学者、生理学者、生化学者、遺伝学者、脳外科医、神経科医、神経心理学者、その他にも、いろいろな人たちが研究しているので、それぞれ用語が違うし、脳の部分のほとんどが、ギリシャ語やラテン語、英語またはフランス語などによって、いくつもの違った言い方をされています。

脳の傷が原因となっている行動障害の名前のつけ方にも、いろいろの問題があります。多くの行動障害の名前は最初の文字が「a」で始まりますが、これは「……なしの」という意味です（たとえば、a「なしの」＋theism「神々を信じること」が、無神論を表すようにです）。ほかには、「dys」で始まるものもありますが、これは「障害」という意味で「dys（障害）＋lexia（言葉）」は失読症の意味になります。行動の機能が完全になくなることは、あまりないので、「a」で始まる多くの言葉は、本当のところは「dys（障害）」を使うべきなのです。「a」をつける単語もときどきありますが、障害の程度がひどい場合だと考えるほうがいいかもしれません。さあ、覚悟を決めましたか？

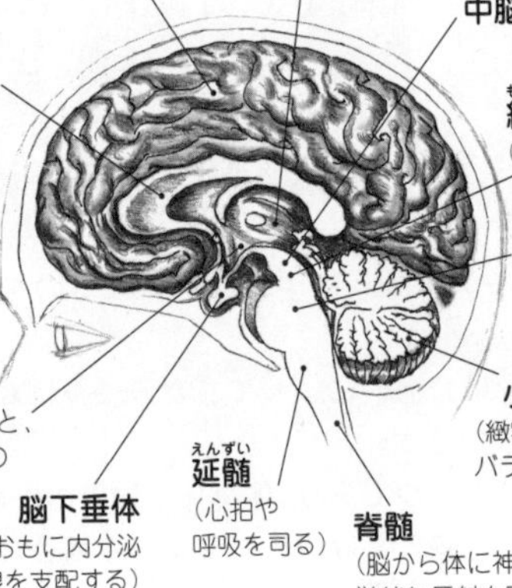
大脳皮質
（思考や感覚、
自発的な行動を司る）
視床
（感覚の情報を大脳皮質に伝える）
脳梁《のうりょう》
（左右２つの
大脳皮質間の情報を
交換する）
中脳
網様体活性化系《もうようたいかっせいかけい》
（眠りと目覚めを司る）
橋《きょう》
（大脳皮質と
小脳との間の
情報を伝達する）
視床下部
（体温、食べること、
睡眠、内分泌系の
調整をする）
小脳
（緻密な筋肉運動や、
バランスをとる）
延髄《えんずい》
（心拍や
呼吸を司る）
脳下垂体
（おもに内分泌
腺を支配する）
脊髄
（脳から体に神経反射を伝えたり、
単純な反射を調整する）

進化と発展

神経系を持った動物たちは、神経系を進化させることで、生き残る機会を増やしてきました。神経系があることによって、動物は、**待つだけの状態から、自ら活動することができる**ようになったのです。ただ単に、獲物が通るのを待ち、危険に遭わないことだけを願っているのではなくて、積極的に食べ物を探したり、危険を避けるために動くようになったのです。

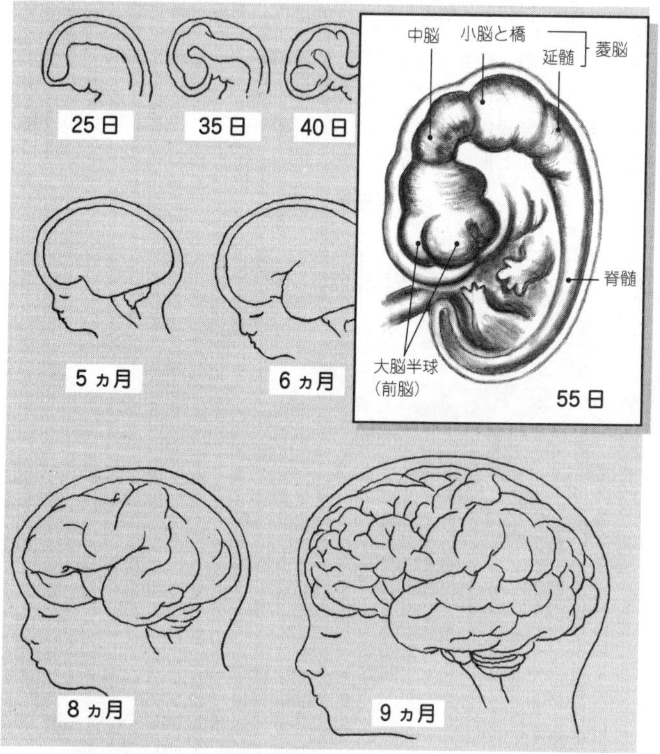

胎児の脳は、最初は簡単な組織の管です。その管の3ヵ所が拡大して、**前脳**、**中脳**、**菱脳**《りょうのう》（**後脳**）を形づくります。前脳の皮質は成長にともなって左右2つの**大脳皮質**に分かれて発達し、ぐるっとまわって脳の下の部分を包みこむようになります。

菱脳

脳の下側の部分を菱脳（後脳）といい、そこはおもに生命維持に必要な機能をつかさどるところです。

菱脳のもっとも重要なところは**延髄**です。これは脊髄のすぐ上にある部分で、呼吸、心拍や消化にかかわる働きをします。その上にあるのが**橋**《きょう》です。ここでは、目と体の運動を調整し、視覚領域から送られてくる信号を受け取ります。そして、この受け取った信号を、第3の重要な場所である**小脳**に伝えます。ここはクルミの形をしていて運動の流れを調節します。そして、第4の菱脳の組織が**網様体**《もうようたい》と呼ばれる大切な場所で、ここは、目覚め、睡眠やその周期と関係があります。

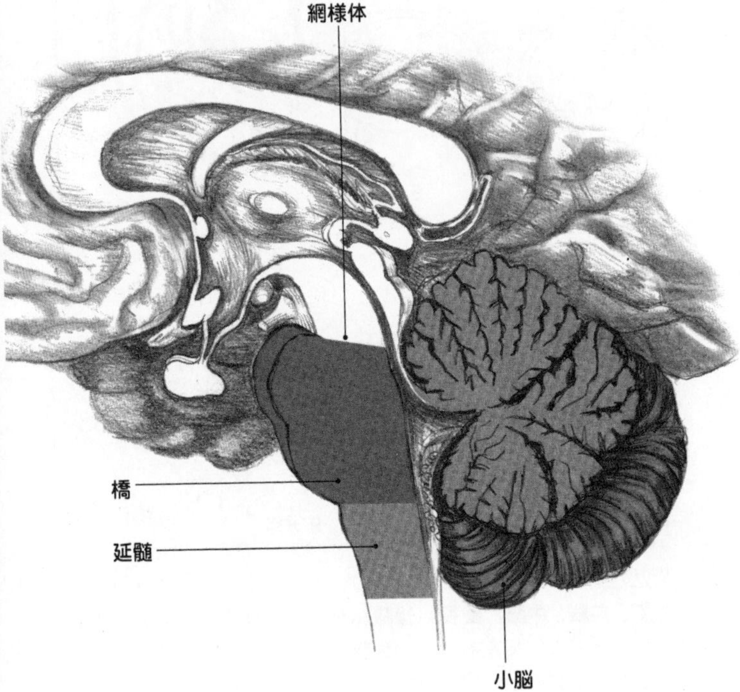

中脳

中脳は菱脳の上にあって、おもな部分としては、**大脳脚**《だいのうきゃく》、**被蓋**《ひがい》、（**中脳**）**被蓋**があります。大脳脚と被蓋の２ヵ所は、運動を調整する役目をしています。この大脳脚や他の神経核（神経細胞群）で、ドーパミンが欠乏すると、パーキンソン病になります。（中脳）被蓋には、視覚と聴覚の**神経核**（神経細胞群）があります。鳥類やそのほかの下等動物では、これらが視覚や聴覚の脳そのものです。哺乳《ほにゅう》動物では、視覚や聴覚のために与えられた前脳の広い範囲が進化しているのですが、まだ、（中脳）被蓋が光や音に反応する体全体の運動を支配しています。

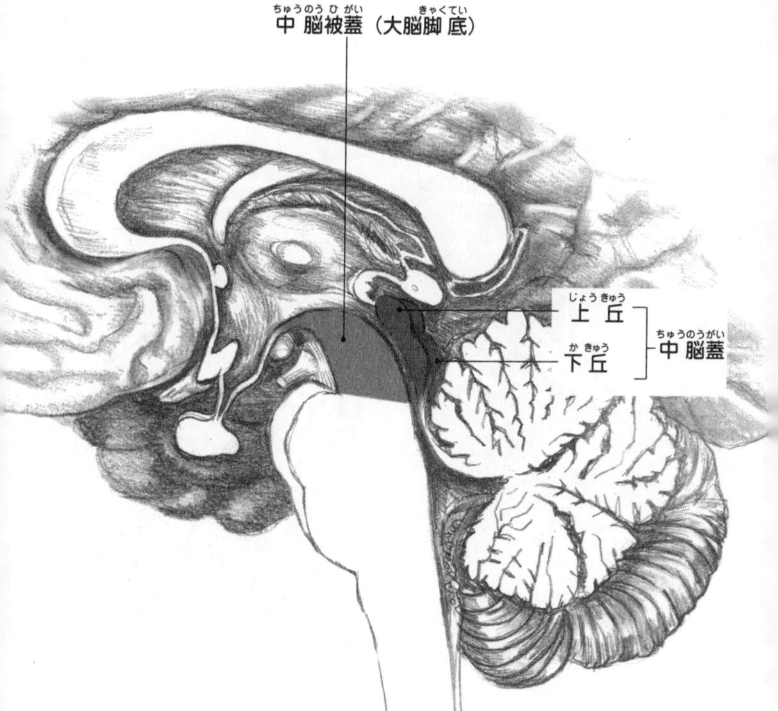

前脳 [間脳《かんのう》、視床、視床下部、外側膝状体《がいそくしつじょうたい》]

人間の前脳には、非常に多くの重要な組織があります。**視床**は、いわゆる、伝達の中心になるところで、目、耳、肌、そのほか感覚を司る臓器からの信号を受け取る場所です。そして大脳皮質の働きを全体として調節する役目もしています。**視床下部**は小さなところですが、たいへん複雑な構造をしていて、4つのFで始まる働き—— Feeding（食事）、Fighting（闘争）、Fleeing（逃走）、Fornication（性行動）——を調整しています。また、同じように、体温の調節、睡眠、感情表現なども扱っています。

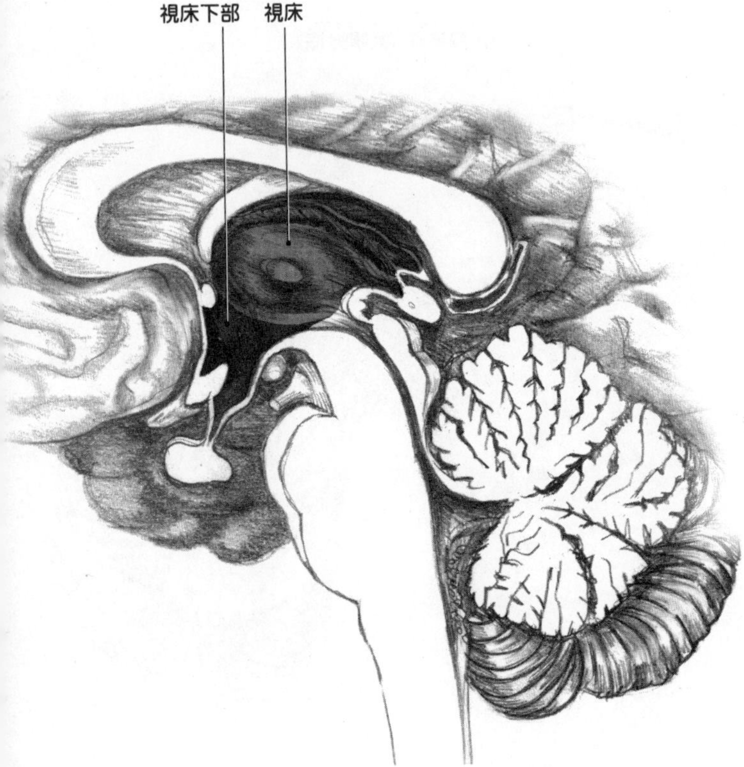

大脳辺縁系《だいのうへんえんけい》は、始めは「嗅脳」だったものですが、今では、感情の形成に深く関係しているところです。この中にある**海馬**《かいば》は、周囲の空間の様子を認識するのに必要な部位です。

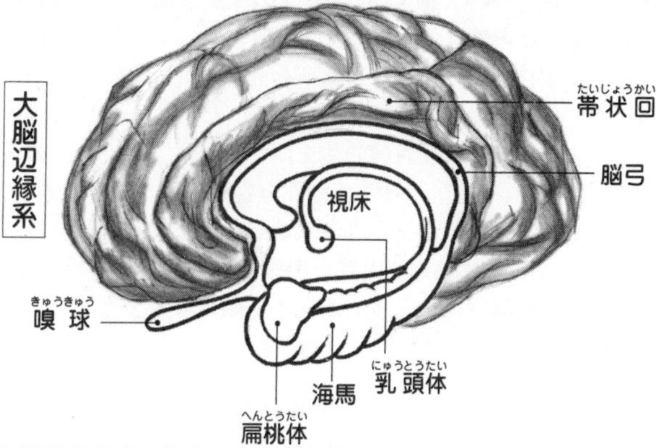
大脳辺縁系
帯状回《たいじょうかい》
脳弓
視床
嗅球《きゅうきゅう》
乳頭体《にゅうとうたい》
海馬
扁桃体《へんとうたい》

大脳基底核は、たくさんの神経核（灰白質）が集まったもので、運動を司る重要な役目をするところです。パーキンソン病の患者では、この場所でもドーパミンの欠乏がみられます。大脳基底核の特別な場所では、大脳辺縁系から、または他のいろいろな皮質の場所から、信号を受け取っています。そういう事実からみても、人が行動をおこすときには、この場所で、いろいろな感情や記憶と、そのときの周りの様子や考えを統合して、うまく調整するのでしょう。

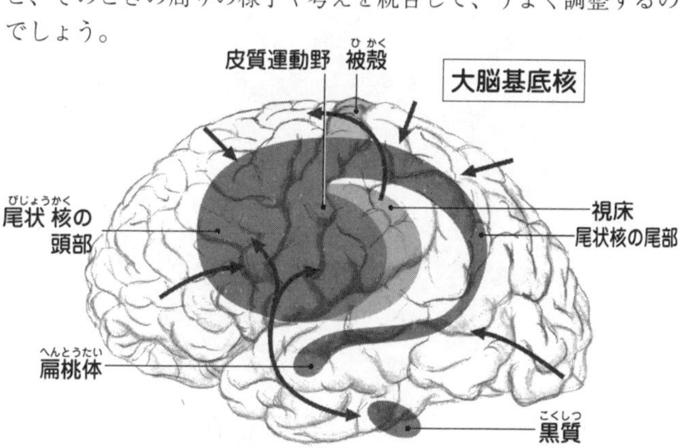
皮質運動野
被殻《ひかく》
大脳基底核
尾状《びじょうかく》核の
頭部
視床
尾状核の尾部
扁桃体《へんとうたい》
黒質《こくしつ》

左と右の大脳半球

人間と、そのほかの霊長類の脳の一番大きな、はっきりとした特徴は、左右２つの**大脳半球**です（以下、左大脳半球を LH、右大脳半球を RH と略す）。その表面の**灰白質**はときに、**新皮質**と呼ばれ､脳の内部にあるもっと古い脳の組織と区別されています。左右のそれぞれの大脳半球は、その情報をほとんど、反対側の体から受け取り、また、反対側の体を調整しています。２つの大脳半球は、協力して、首尾一貫した動作を生み出すこともできます。これは、**脳梁**と呼ばれる、大きな紙のように広がった神経線維の集まりによって左右の大脳皮質が情報を交換しているからです。また、ちょうど真下にある皮質下部の組織によっても、この２つの半球は間接的につながっています。

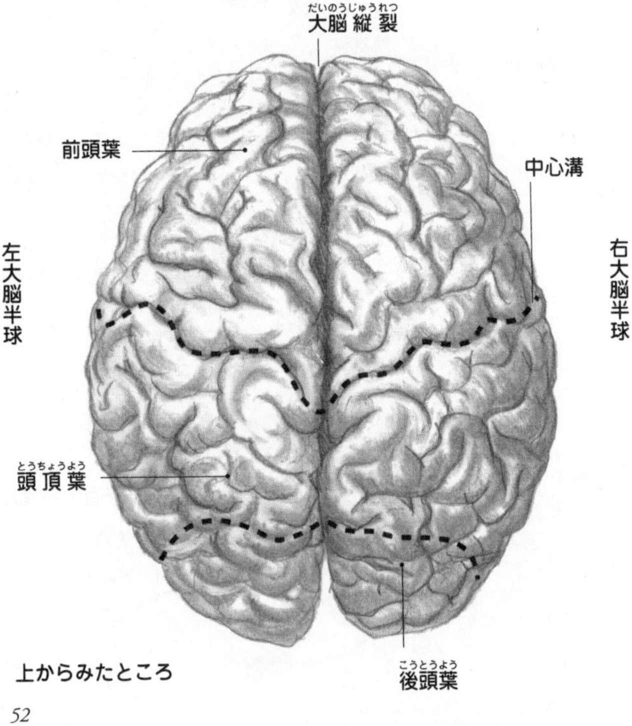
大脳縦裂《だいのうじゅうれつ》
前頭葉
中心溝
左大脳半球
右大脳半球
頭頂葉《とうちょうよう》
後頭葉《こうとうよう》

上からみたところ

それぞれの半球は、**4つの葉**［前頭葉、頭頂葉、側頭葉、後頭葉］に分かれ、**溝**と呼ばれる深い割れ目で区切られています。葉は順番に領域に分かれ、その特徴をもとにして番号で分類されています。それらの領域は、染色して顕微鏡で調べてみると、まったく違って見え、その領域から他の場所への伝達方法も異なっているので、それぞれをはっきり区別できます。細胞を活性化させる刺激の種類や、半球に受けた傷による行動障害を観察して、領域は**機能別に分けられています。**

この領域を決定するということは、今もまだ研究の途中です。**異なった動物種**の脳を使って、**同じ機能に対応する領域を見つけだすのは**、きわめて難しいことなのです。

左大脳半球側面図

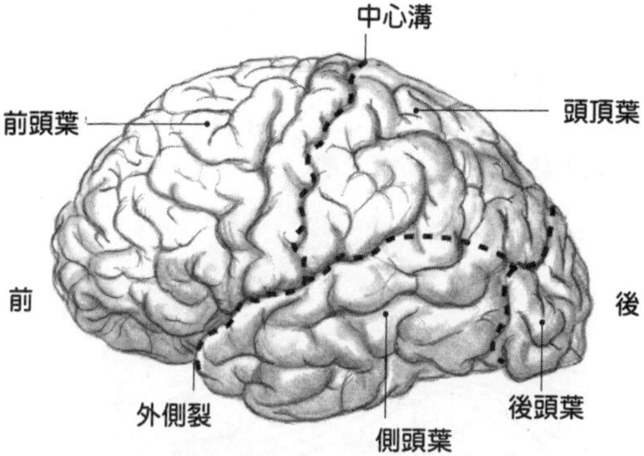

右大脳半球内面図

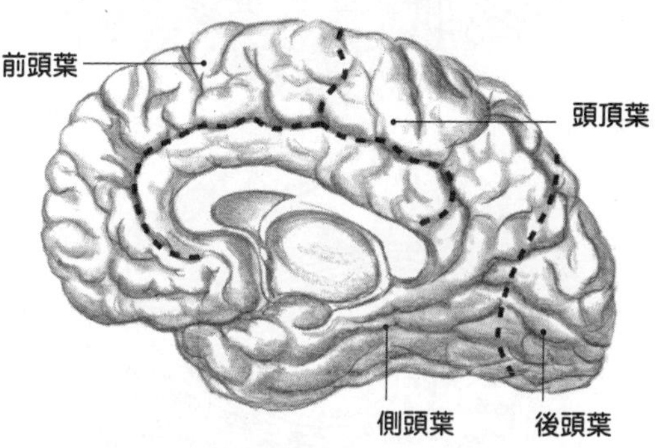

知的能力

大脳皮質は、**いちばん進化した知能**が集まっているところです。

大脳皮質は、**感覚でとらえた情報**と、**考えたり記憶したりしていたこと**をつなぎ合わせ、私たちの周りの世界で、何がおきているかを知るために、中心的な役割をはたしています。

霊長類、特に人間では、大脳半球が特別大きくなっています。

しかし、気をつけなければならないことは、大脳皮質の機能はそれだけで独立しているのではなくて、もっと大きな機能の一部分にすぎないということです。**結合性**ということが、脳においては非常に重要なことです。入り組んだ神経線維の束で、上下の各中枢が密接に結びつき、それによって菱脳、中脳や前脳がおたがいに連絡することができるのです。**心と体が一体となって活動できるのも、この結合性のおかげです。**

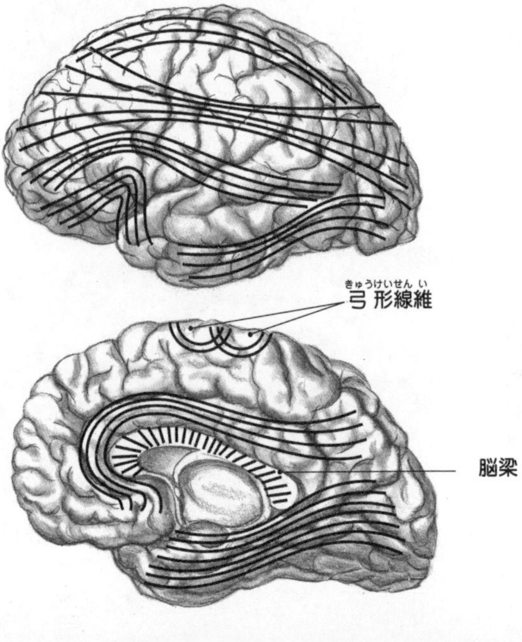

脳内の連絡

単純な心　1：ナマコ

行動には、実際より、もっと複雑で知的にみえるものがあります。

たとえば、大きな音のするうるさい時計のそばで本を読んでいれば、そのチクタクいう音が気になりますね。読書に集中できなくなるでしょう。

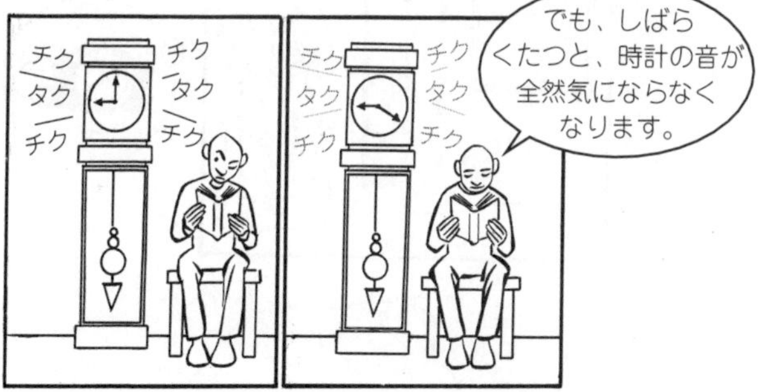

この刺激を無視することの学習を、「**慣れ**」といいます。下等動物であるナマコ（**アプリシア**）にも、この慣れがみられます。ガラス棒で、ナマコの頭に触るとエラのところをひっこめて自分を守ろうとします。ところが、この動作を何度も続けると、慣れがみられ、エラをひっこめなくなるのです。

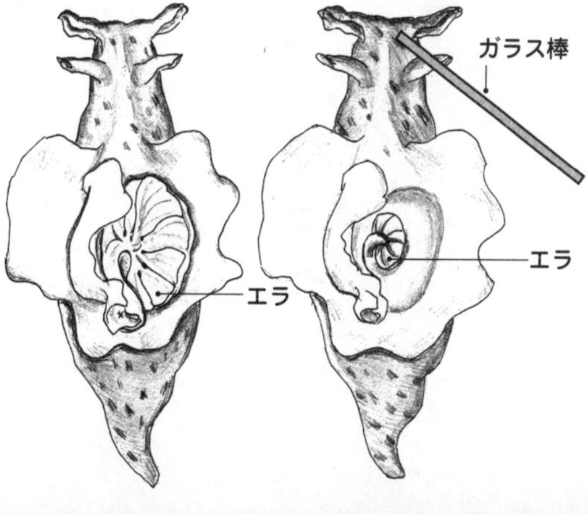

先ほどの、時計の大きな音が気にならなくなった話に戻りましょう。今度は、「近くに時限爆弾をしかけた」といわれたとします。

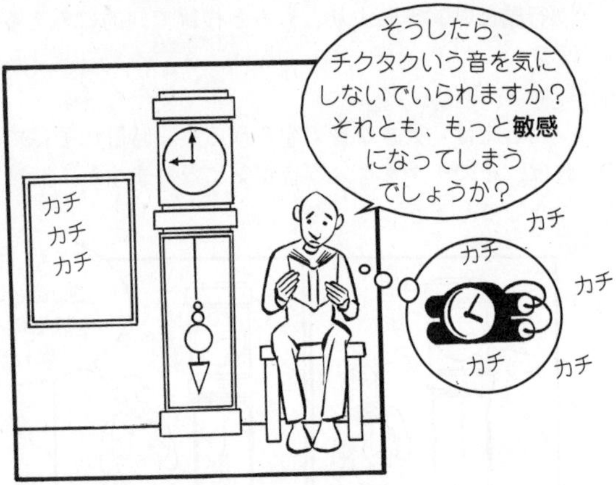
そうしたら、
チクタクいう音を気に
しないでいられますか？
それとも、もっと**敏感**
になってしまう
でしょうか？
カチ
カチ
カチ
カチ
カチ
カチ
カチ
カチ

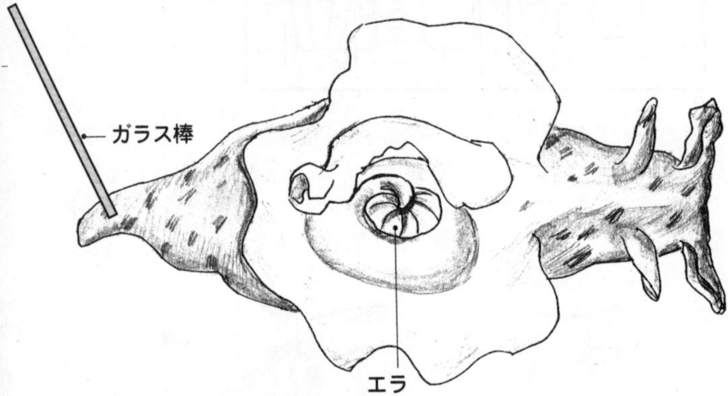
ガラス棒
エラ

ナマコがエラをひっこめなくなったときに、しっぽをちょっと刺激してやると、前よりもずっと強い力でエラをひっこめます。ナマコも人間と同じように過敏になるのです。

人間の場合は、この「慣れ」と「過敏化」を、「**学習**」、「**注意**」、「**記憶**」というような、精神的な用語で表すようになります。しかし、同じような行動が、たった5000しかニューロンを持たないナマコにもみられるのです。

単純な心　2：カエルとヒキガエル

カエルの目には、不規則に動く、小さな黒い点に反応して放電をおこす細胞があります。このことは、カエルが、動いているハエなら食べようとし、動かない死んだハエの場合にはまったく興味をみせず、そのあげく、飢えてしまうということと、関係があるでしょう。

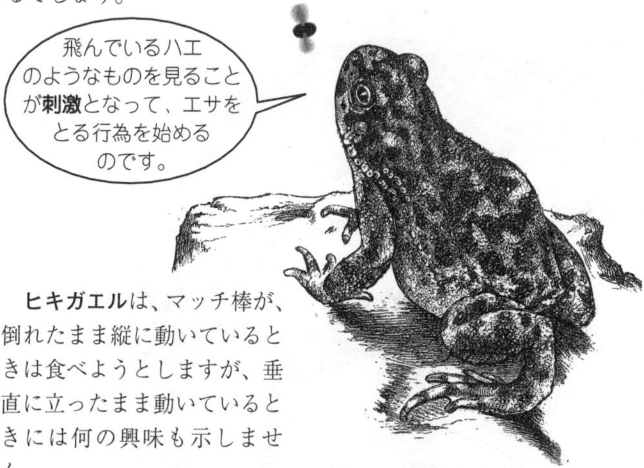
飛んでいるハエのようなものを見ることが**刺激**となって、エサをとる行為を始めるのです。

ヒキガエルは、マッチ棒が、倒れたまま縦に動いているときは食べようとしますが、垂直に立ったまま動いているときには何の興味も示しません。

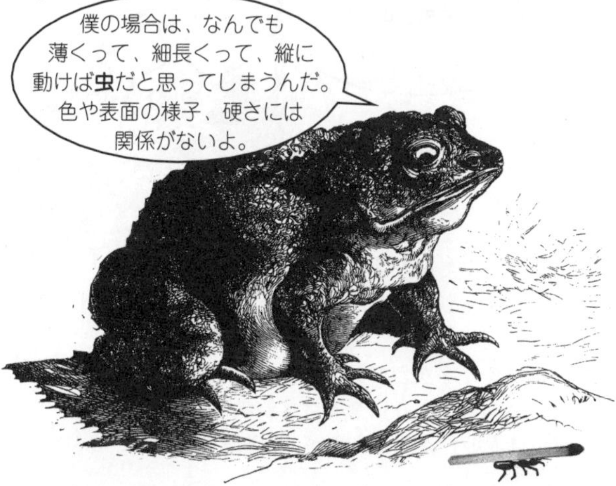
僕の場合は、なんでも薄くって、細長くって、縦に動けば**虫**だと思ってしまうんだ。色や表面の様子、硬さには関係がないよ。

単純な心　3：鳥たち

セグロカモメの親鳥が、くちばしに地虫をくわえて来ると、ひなたちは口を大きくあけてにぎやかに鳴きます。この動作は、おなかをすかした幼い鳥たちがエサを求めている知的な行動のように見えますが、実際はこのセグロカモメのひなたちは知的に行動しているわけではありません。

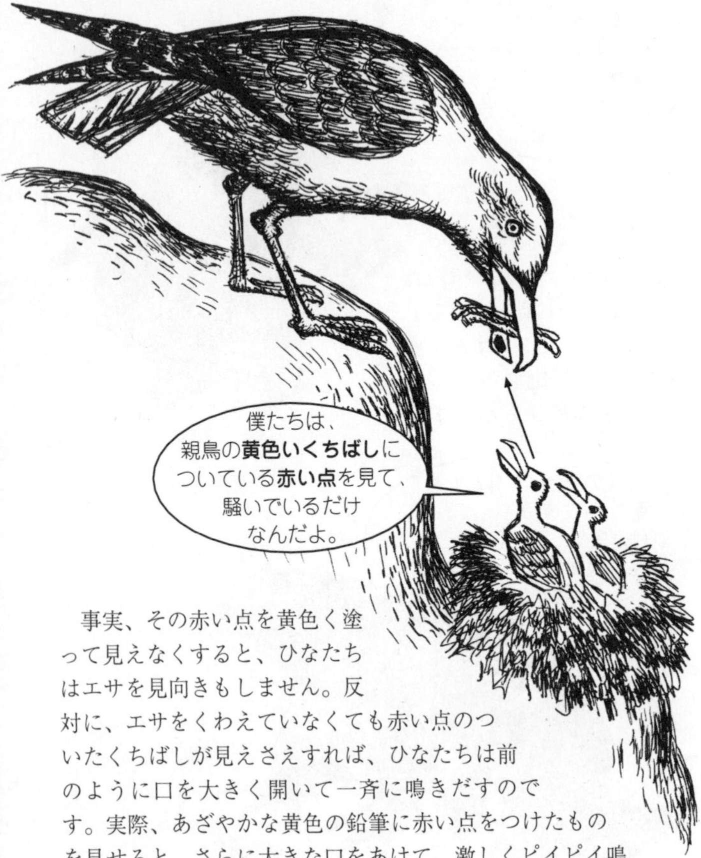
僕たちは、
親鳥の**黄色いくちばし**に
ついている**赤い点**を見て、
騒いでいるだけ
なんだよ。

事実、その赤い点を黄色く塗って見えなくすると、ひなたちはエサを見向きもしません。反対に、エサをくわえていなくても赤い点のついたくちばしが見えさえすれば、ひなたちは前のように口を大きく開いて一斉に鳴きだすのです。実際、あざやかな黄色の鉛筆に赤い点をつけたものを見せると、さらに大きな口をあけて、激しくピイピイ鳴きます。黄色に赤い点々というのが、**刺激源**になっているのです。

成長後の鳥だからといって、ひな鳥たちより賢いかというと、けっしてそうではありません。エサをとって巣に戻った親鳥たちは、そのエサを、巣の中の、いちばん**大きな**、いちばん**赤い**口の中に押し込むのです。迷い込んだカッコーのひなたちが先にエサをもらってしまうのは、その巣の本当の持ち主のひなたちより、もっと大きな口と赤いのどを持っているからなのです。

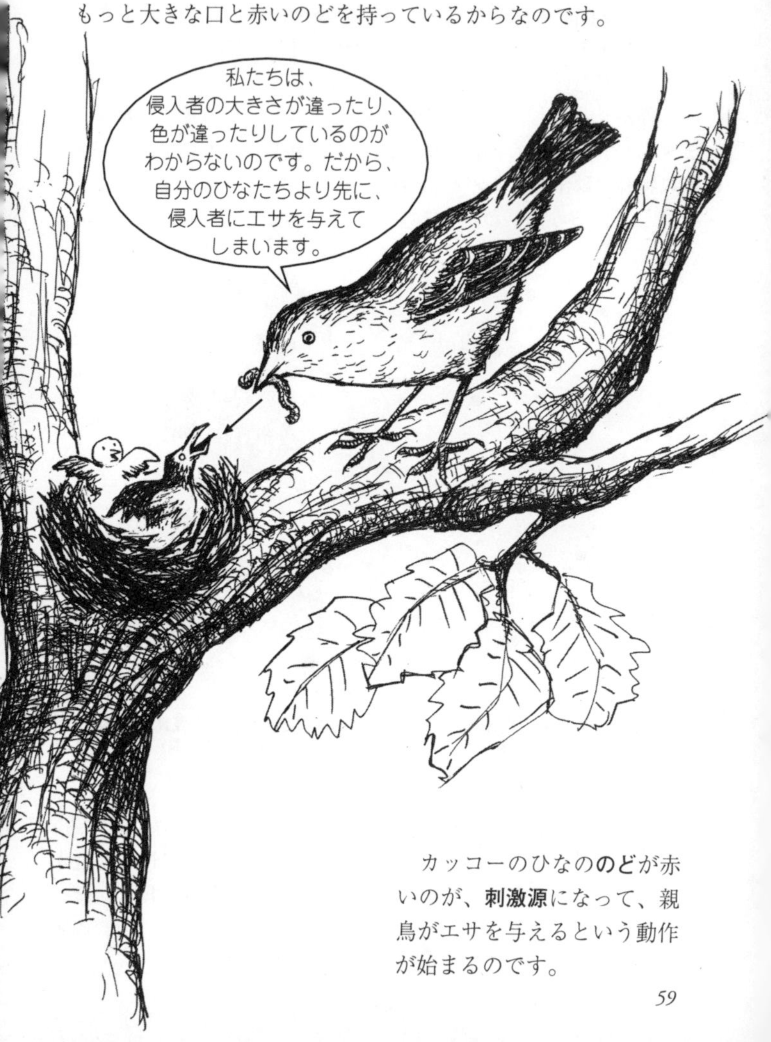
私たちは、
侵入者の大きさが違ったり、
色が違ったりしているのが
わからないのです。だから、
自分のひなたちより先に、
侵入者にエサを与えて
しまいます。

カッコーのひなの**のど**が赤いのが、**刺激源**になって、親鳥がエサを与えるという動作が始まるのです。

単純な心　4：人間

下の図では**点がライトを表しています**。この実験は、ほんの少しの情報でも、人間の知覚と行動を決定することができることを示したものです。真っ黒な服を着て、顔を黒く塗り、発光管を体や、手足の**関節**の部分だけにつけた俳優を、コントラストを強くしてビデオテープに録画します。それを再生してみると、発光管から出る光だけが見えます。

俳優がじっとしているときは、ただのばらばらの光にしか見えませんが、いったん俳優が動き出すと、見ている人にはそれが**人間に特有の動作**をしている、つまり、歩いたり、走ったり、踊ったりしているのが、わかります。

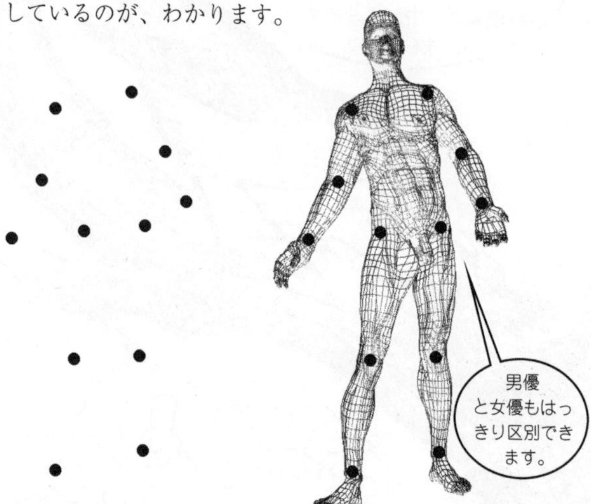
男優
と女優もはっ
きり区別でき
ます。

静止状態のときに見えるもの
（静止知覚表象）

動いているときに見えるもの
（動的知覚表象）

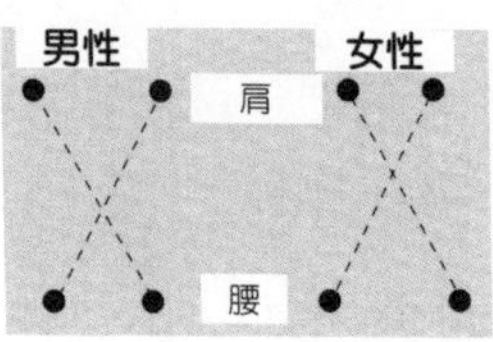
男性
女性
肩
腰

肩と腰についている光だけにしてみると、**肩**の揺れ方に対する、**腰**の揺れ方の**割合**で男性か女性かがわかります。男性のほうが腰幅に比べて肩幅が大きいので、両者の違いがわかるのです。

このようなことから考えると、私たちの視覚の構造は、**ヒトやその性別**を、顔の特徴や、髪の毛や衣服とは関係なしに、ちょっとした体の形から判断できるようにできています。男性はもっと男らしさを強調しようとして、肩をゆすり、女性は、自分の女らしさを誇示するときに腰を振ります。これらの無意識の動作は、**性別を認識するための、過剰刺激**になっています。

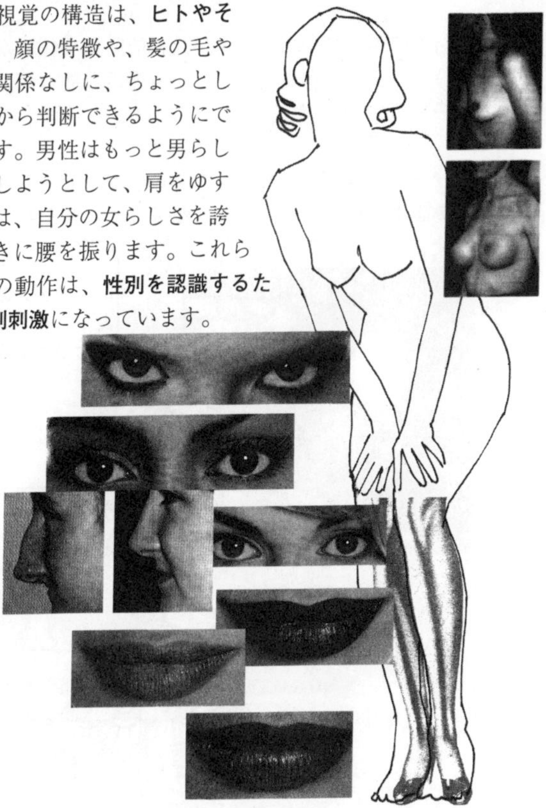

性的に異性をひきつけるために、顔の造作、たとえば目や口や頬骨などを化粧で強調するのは、古代からの慣習で、それによって、お金儲けまですることができます。パッドを入れたブラジャー、矯正ブラジャー、豊胸手術、お尻を大きく見せる腰パッド、足長に見せるハイレグの水着、などは、人間の文化の好みや選択を反映しているのです。それは、言葉を変えていえば、性的にいっそう魅力的に見せるために自然なものを誇張しているのであり、過剰刺激に反応する人間の感受性を立証しているのです。

複雑な心とコンピュータ

知的な行為に見えていても、実は比較的簡単な仕組みに頼っていたということがあるのとは逆に、一見簡単な能力が、非常に複雑な仕組みで成り立っているということもあります。

コンピュータが発明されて間もない頃、コンピュータに**人間の顔や言葉を認識させる**プログラムは簡単に作れるだろうと思われていました。

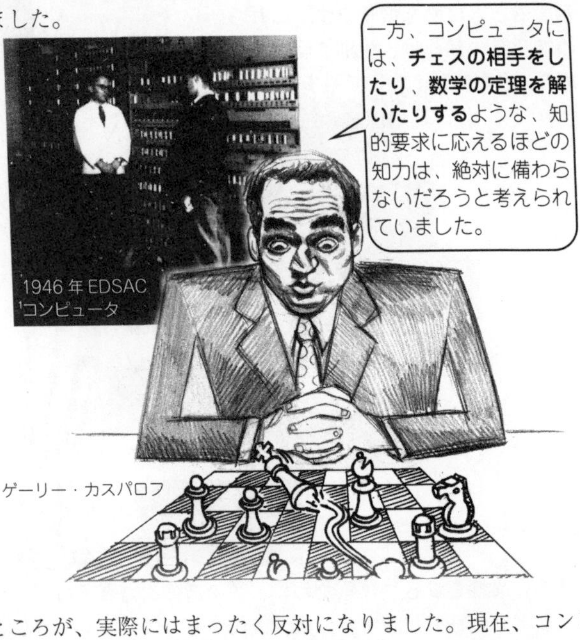

一方、コンピュータには、**チェスの相手をしたり**、**数学の定理を解いたりする**ような、知的要求に応えるほどの知力は、絶対に備わらないだろうと考えられていました。
1946 年 EDSAC
1コンピュータ

ゲーリー・カスパロフ

ところが、実際にはまったく反対になりました。現在、コンピュータは、いちばん強いチェスの選手に勝ったり、新しい数学の証明をしたりしています。ところが、**歩いたり**、**何かを認識したりする**となると、コンピュータは、ほとんどの動物の赤ちゃんよりも、ずっと下手です。それを見ると、自然の**進化**によっていろいろと解決してきた問題に比べれば、たかだか、人間の知恵が誇らしげに解き明かしてきた問題などは、いたって単純なものでしかないことがわかり、自然の偉大さにうたれます。

言語と脳

脳と心の関係を解き明かすには、はたして本当に、またどの程度、心の機能と、脳の特定の場所とを関連づけられるのか、という問題と向きあわなければなりませんでした。この論争では、言語が特に重要な意味を持っています。脳機能の局在を解明する方法の効力や限界を、言語以上にはっきりと示してくれるものはありません。

19世紀の終わりごろまでには、ブローカとウェルニッケが、大脳左半球（LH）が、（右利きの人の）言語に及ぼす特別な役割を断定しました。ここから6ページにわたって、同じイラスト（65ページだけは別）を見せたときに、各種の失語症患者がどう説明するかを見ていきましょう。黒地に白文字が患者の発言です。

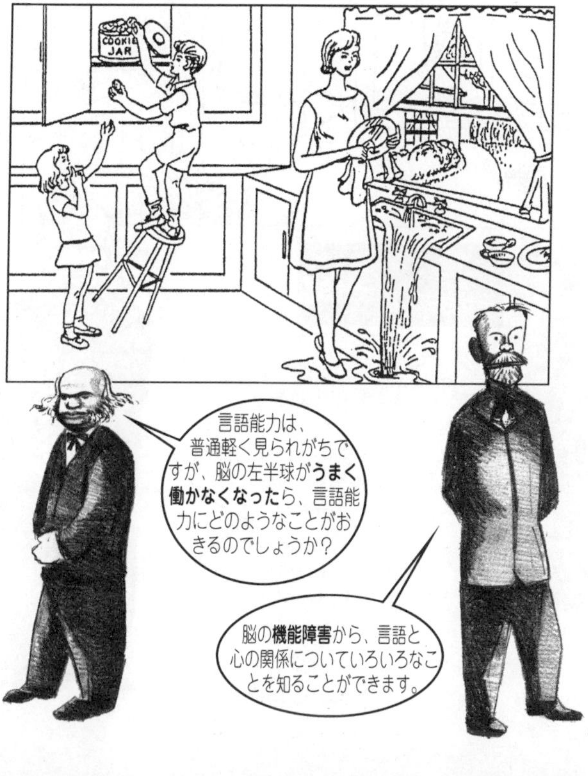

COOKIE JAR
言語能力は、普通軽く見られがちですが、脳の左半球が**うまく働かなくなった**ら、言語能力にどのようなことがおきるのでしょうか？
脳の**機能障害**から、言語と心の関係についていろいろなことを知ることができます。

言語障害：失語症

失語症とは、筋道をたてて話すことや、言葉を理解することができなくなる障害です。ここでは、3人の失語症患者に、絵をみせて、それがどんな絵であるかを言ってもらいましょう。一人一人が、それぞれ違った種類の失語症にかかっています。最初は**「ブローカ失語症」**の患者です。

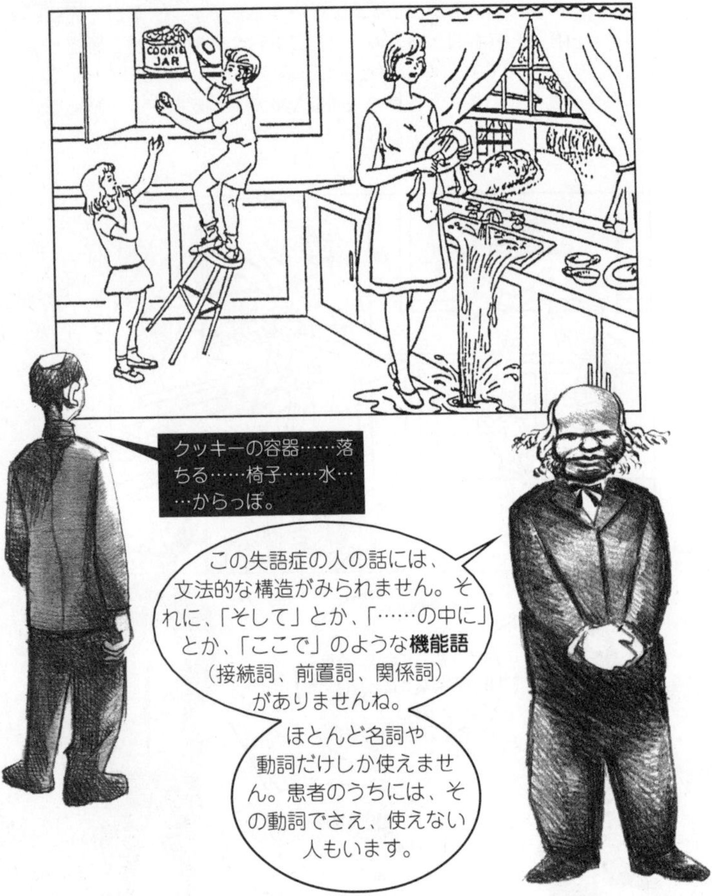
COOKIE JAR
クッキーの容器……落ちる……椅子……水……からっぽ。
この失語症の人の話には、文法的な構造がみられません。それに、「そして」とか、「……の中に」とか、「ここで」のような**機能語**（接続詞、前置詞、関係詞）がありませんね。
ほとんど名詞や動詞だけしか使えません。患者のうちには、その動詞でさえ、使えない人もいます。

ブローカ自身のこの古典的な学説にはあてはまりませんが、脳の中の傷が「ブローカの言語中枢」だけにとどまり、**新皮質**から、話の内容を調整する**皮質下**の組織にまで及んでいなければ、障害はそんなにひどくありません。

話をするには、**文法**や**音韻論**の取り決めに合った、非常に細かく分かれた一連の動作が必要となります。(たとえば、「おもさ」が、言葉なのに、なぜ逆順の「さもお」は言葉にならないのでしょうか?)

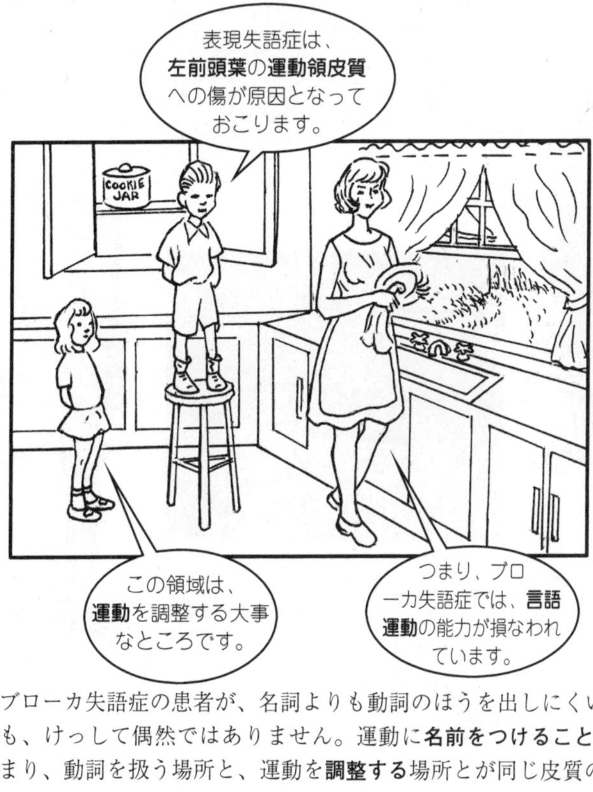
表現失語症は、**左前頭葉**の**運動領皮質**への傷が原因となっておこります。
COOKIE JAR
この領域は、**運動**を調整する大事なところです。
つまり、ブローカ失語症では、**言語運動**の能力が損なわれています。

ブローカ失語症の患者が、名詞よりも動詞のほうを出しにくいのも、けっして偶然ではありません。運動に**名前をつけること**、つまり、動詞を扱う場所と、運動を**調整する**場所とが同じ皮質の近くにあることを考えれば、納得がいきます。これで、運動それ自体が、心の重要な構成要素だということがわかりましたね。

次は**ウェルニッケ失語症**です。

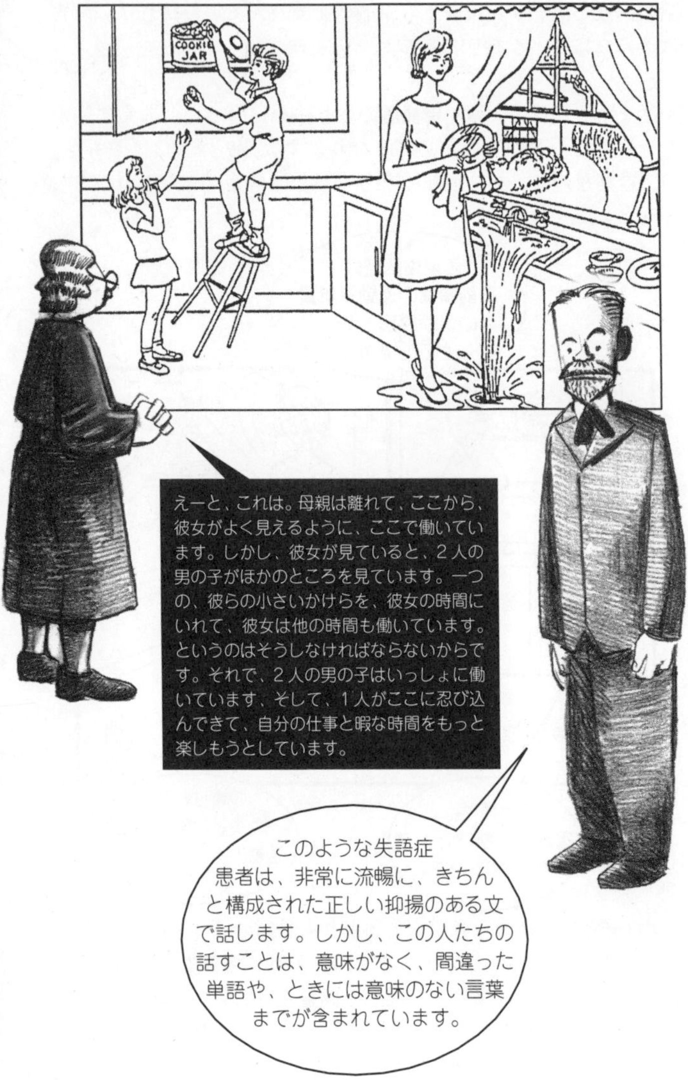

COOKIE JAR
えーと、これは。母親は離れて、ここから、彼女がよく見えるように、ここで働いています。しかし、彼女が見ていると、2人の男の子がほかのところを見ています。一つの、彼らの小さいかけらを、彼女の時間にいれて、彼女は他の時間も働いています。というのはそうしなければならないからです。それで、2人の男の子はいっしょに働いています、そして、1人がここに忍び込んできて、自分の仕事と暇な時間をもっと楽しもうとしています。
このような失語症患者は、非常に流暢に、きちんと構成された正しい抑揚のある文で話します。しかし、この人たちの話すことは、意味がなく、間違った単語や、ときには意味のない言葉までが含まれています。

ウェルニッケ失語症の人には、理解力がありません。自分が何をいっているのか、何を聞いているのかも理解していません。しかし、正常な文の構成や、抑揚には問題がなく、また、体を使って話したり、会話の中で、交互におたがいが話したりするような、**言語上のしきたり**も保たれています。

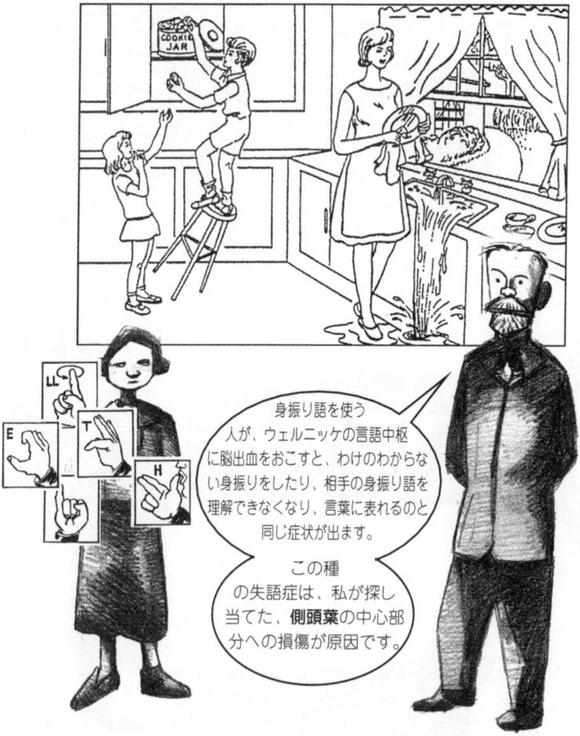

COOKIE JAR
LL
E
T
H
身振り語を使う人が、ウェルニッケの言語中枢に脳出血をおこすと、わけのわからない身振りをしたり、相手の身振り語を理解できなくなり、言葉に表れるのと同じ症状が出ます。
この種の失語症は、私が探し当てた、**側頭葉**の中心部分への損傷が原因です。

ブローカ失語症と同じように、この場合も損傷が、周りの領域まで及ばない限り、その症状は比較的軽いものです。それに、ブローカ失語症か、ウェルニッケ失語症かと疑われた患者でも、何人かは、まったく違った場所に傷を受けていたことがわかっています。こういうことからも、この**2つの非常に有名な失語症**も、本当は、脳の機能の局在の一部を論じただけだと言えるかもしれません。

3番めのものは**失名失語症**と呼ばれるものです。

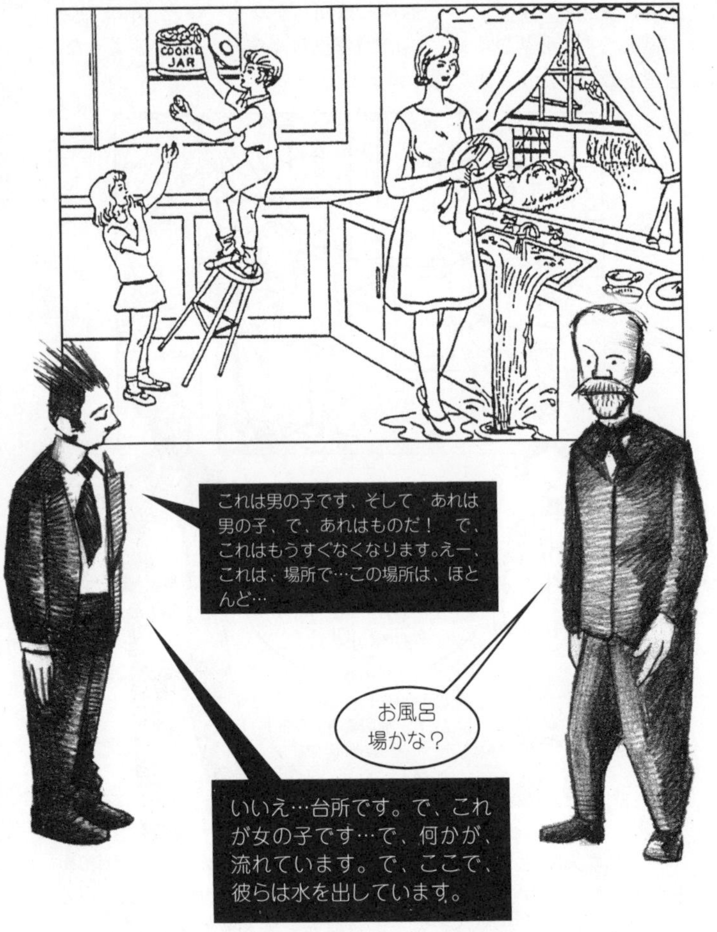
COOKIE JAR
これは男の子です、そして あれは男の子、で、あれはものだ! で、これはもうすぐなくなります。えー、これは、場所で…この場所は、ほとんど…
お風呂場かな?
いいえ…台所です。で、これが女の子です…で、何かが、流れています。で、ここで、彼らは水を出しています。

失名失語症の患者も、意味のある文法的に正しい文で話せますが、言葉を見つけだすことが難しいので、ためらったり、「……のもの」のような、あいまいな言い方で名詞を表したりするのです。

症状が、はっきり現れるのは、突然なんの前後関係もないような場合に、ものの名前を言うときです。**ペン**だけを見せられても、その物の名前を言うことができません。

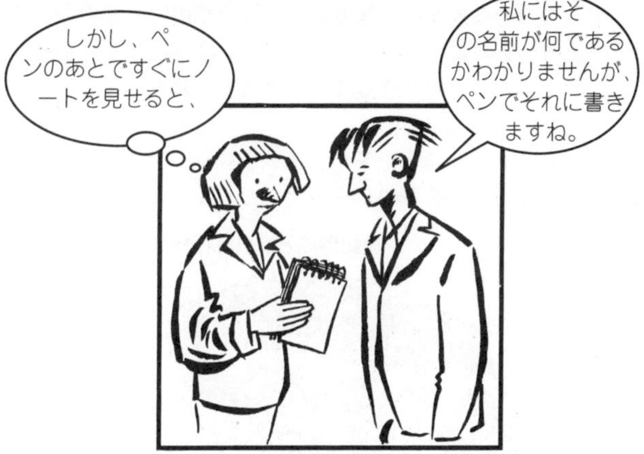
しかし、ペンのあとですぐにノートを見せると、
私にはその名前が何であるかわかりませんが、ペンでそれに書きますね。

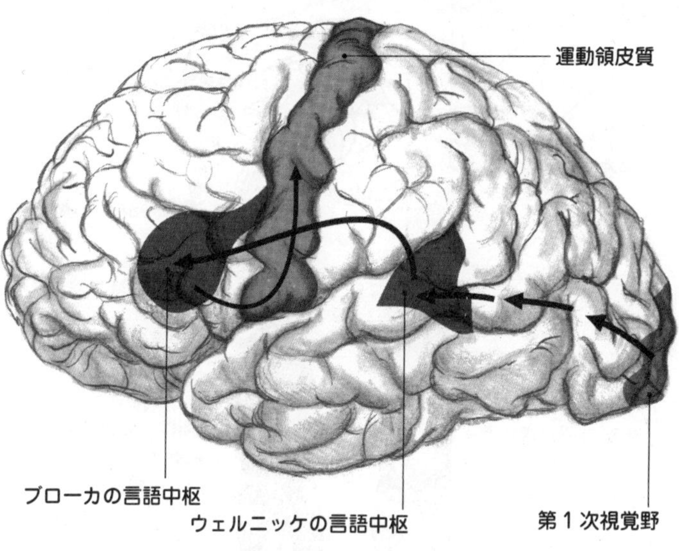
運動領皮質
ブローカの言語中枢
ウェルニッケの言語中枢
第1次視覚野

ウェルニッケの言語中枢と認識領域との関係

動作を調整する前頭葉に傷を受けると、動詞に対する失名失語症が見られます。同じように、物に対しての認識をおもに扱っている側頭葉への傷があると、名詞に対する失名失語症がおきます。目的とするものの**名前をいう**能力は、それを**認識**する能力の、すぐそばの領域にあるようです。このように、関係している機能がお互いに近くにあるという理論をもっと掘り下げてみましょう。

何人かの失名失語症の人たちは、特別な種類の言葉だけ、たとえば、果物、動物、**色**などの名前を言えなくなります。

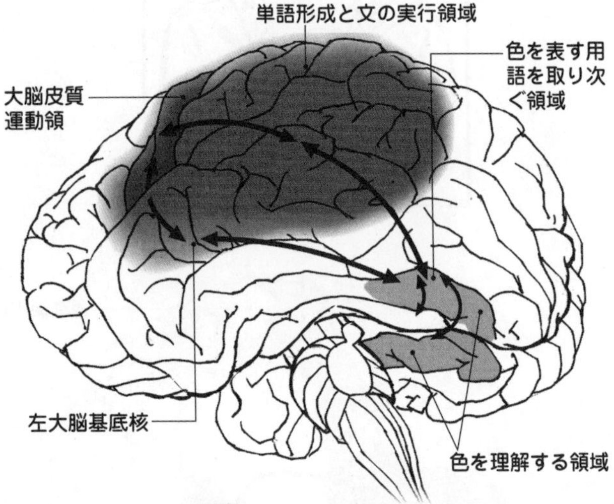
単語形成と文の実行領域
色を表す用語を取り次ぐ領域
大脳皮質運動領
左大脳基底核
色を理解する領域

左側頭葉の後方部が壊れると色の名前をいえなくなります。
その場所は、特別に色を認識する役目をしている後頭葉の近くにあるのです。

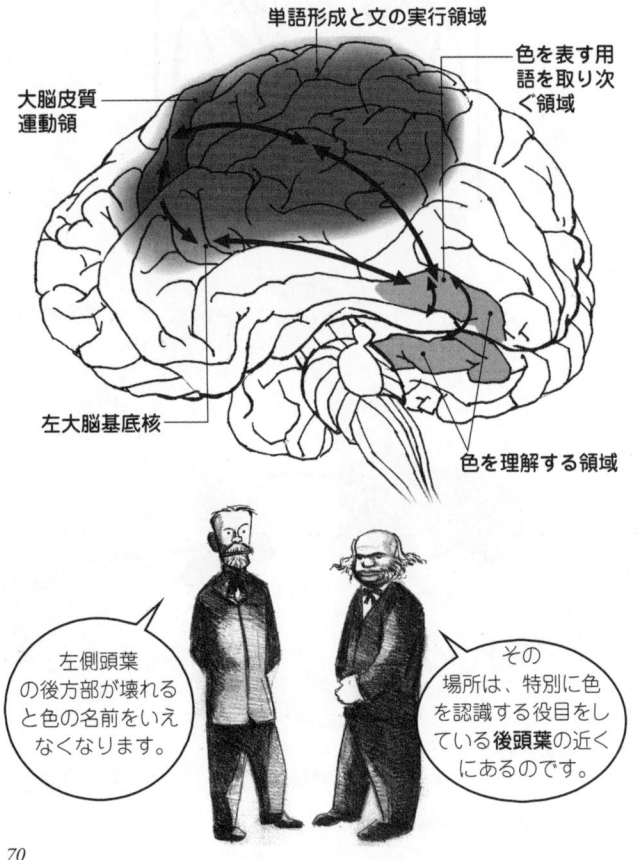

言葉の使われ方

ウェルニッケは、失語症やそのほかの言語障害を説明しようとして、私たちがどのようにして言葉を使っているかという構造を明らかにしました。たとえば、自分の考えを述べたいと思ったとき、それに関しての言葉が、ウェルニッケの言語中枢で組み立てられて、**弓状線維束**《きゅうじょうせんいそく》という組織を通って、ブローカの言語中枢へ送られます。そうすると、しゃべるという一連の動作が、ここで、正しく組み立てられ、近くの大脳皮質に送られて、そこから口などの体の部分に連絡されるのです。ウェルニッケの唱えた構造は、ひとつながりのものであって、まず、**思考は言葉に**、それが**音に**、それから**筋肉の動き**へとつながる、というものでした。

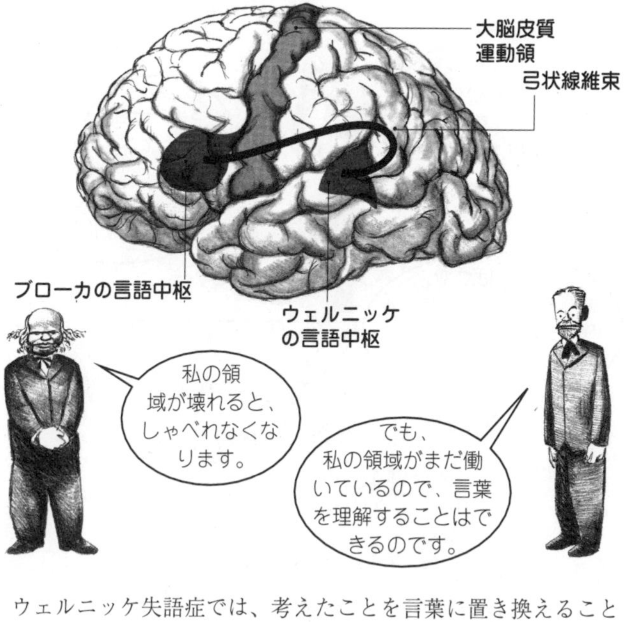

大脳皮質
運動領
弓状線維束
ブローカの言語中枢
ウェルニッケ
の言語中枢
私の領域が壊れると、しゃべれなくなります。
でも、私の領域がまだ働いているので、言葉を理解することはできるのです。

ウェルニッケ失語症では、考えたことを言葉に置き換えることができなくなります。その場合、ブローカの中枢が無傷ならば、話すことはできるのですが、話の内容はほとんど意味のないものになります。

ウェルニッケの唱えた構造は、いろいろな種類の言語障害を説明するときに、非常に重要なものです。またそれは、特別な脳の場所が、何ヵ所もおたがいに影響しあって、言葉が話されていることを明らかにしています。言葉を話すということは、たった一つの領域だけでは扱いきれない、あまりにも、複雑な動きなのです。

しかし、ウェルニッケの考えた構造でさえ、すべての言葉の使い方について説明するには、まだ充分だとはとてもいえないでしょう。現代の研究者たちが、大脳皮質だけではなしに、**皮質下**の部分も壊れている、いくつものひどい言語障害の例を発見しています。それらをみても、充分に訓練された行為（つまり習慣化した行為）を調整しているのが皮質下の部分であるということがわかります。そうなると、皮質下の損傷が、言語障害に結びつく理由もうなずけます。日常会話というものは、**決まりきった習慣的なもの**です。話したり、聞いたり、というのは、たいてい**何げなしに**していることなのです。

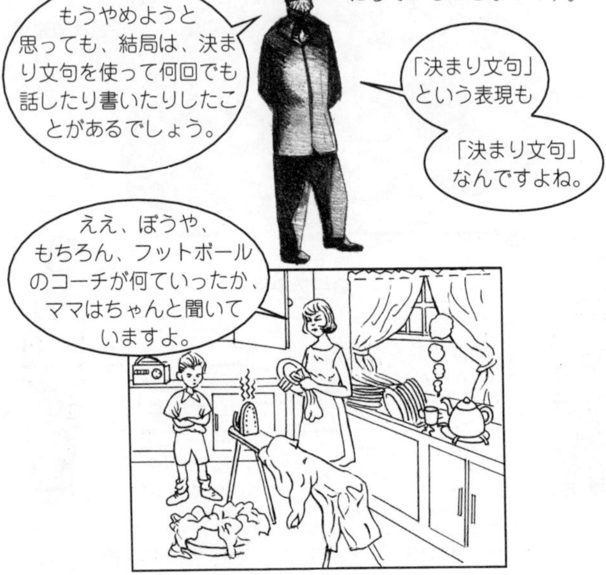
もうやめようと思っても、結局は、決まり文句を使って何回でも話したり書いたりしたことがあるでしょう。
「決まり文句」という表現も
「決まり文句」なんですよね。
ええ、ぼうや、もちろん、フットボールのコーチが何ていったか、ママはちゃんと聞いていますよ。

普通の会話をしているとき、ほとんど注意をしていないものです。生活にはいろいろなことがありすぎて、いつもいつも言葉だけに、気を使ってはいられません。

言語とすべての脳

現代では、人が言葉を使っているときに、脳がどのように働いているかを脳の映像を見ながら、調べることができるようになりました。これらの研究で、左大脳半球（LH）にある、昔から明らかにされていた言語中枢は、確かに話したり、理解したりする働きをしていることがわかりましたが、脳の他の部分も、広範囲にわたって、かなり単純な働きをして、それを助けていることもはっきりしました。

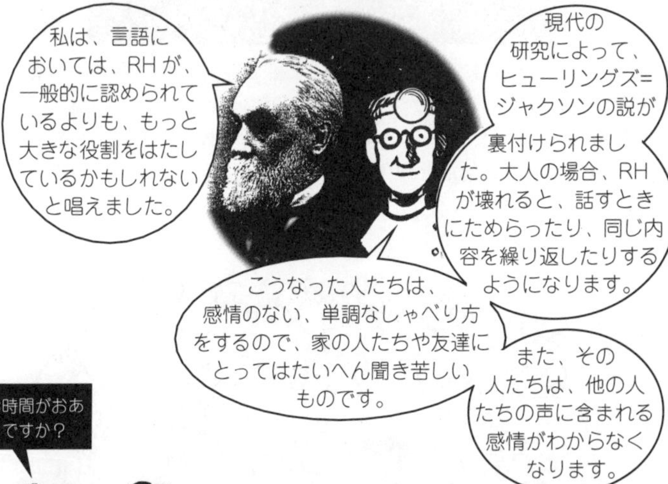
私は、言語においては、RH が、一般的に認められているよりも、もっと大きな役割をはたしているかもしれないと唱えました。
現代の研究によって、ヒューリングズ=ジャクソンの説が
裏付けられました。大人の場合、RH が壊れると、話すときにためらったり、同じ内容を繰り返したりするようになります。
こうなった人たちは、感情のない、単調なしゃべり方をするので、家の人たちや友達にとってはたいへん聞き苦しいものです。
また、その人たちは、他の人たちの声に含まれる感情がわからなくなります。

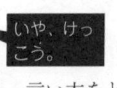

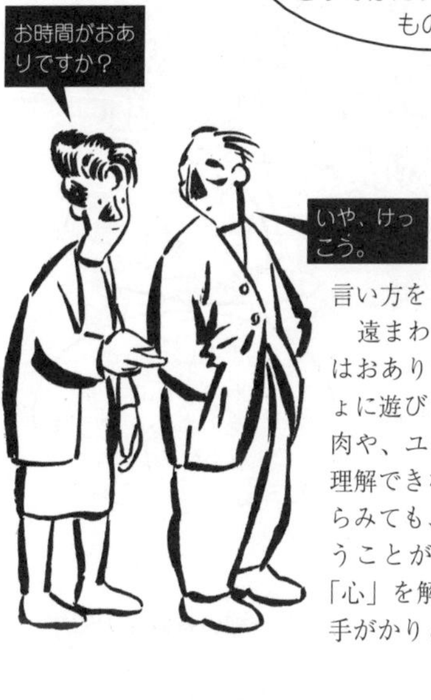
お時間がおありですか？
いや、けっこう。

右大脳半球（RH）が壊れると、間接的な質問、つまり、言葉のちょっとはっきりしない言い方をとらえるのが難しくなります。

遠まわしな言い方（たとえば、「お時間はおありですか？」というのは、「いっしょに遊びませんか？」という意味）や、皮肉や、ユーモア、隠喩を含んだ話などを、理解できなくなります。このような症状からみても、言語が非常に複雑なものだということがわかりますが、言い換えれば、「心」を解き明かす、もうひとつの重要な手がかりとなるものともいえます。

言語と解釈と行動

次の文を読んでください。

**18にいるロブスターは
カンカンで
爆発しそうです**

この文を最初にみたときには、まるで魔術の際に唱えるおまじないのようで、奇妙なシュールレアリスムかと感じるでしょう。しかし、これが、テーブルに番号をつけてある、大入り満員のレストランでの会話だと想像してみてください。これが、お客に催促されて困っているウェイトレスが同僚に言った言葉だとすれば、意味が通じますよね。

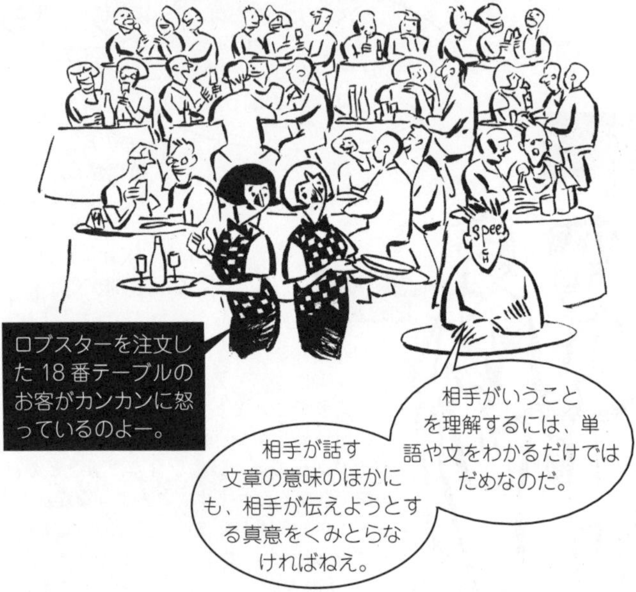

ロブスターを注文した 18 番テーブルのお客がカンカンに怒っているのよー。
相手がいうことを理解するには、単語や文をわかるだけではだめなのだ。
相手が話す文章の意味のほかにも、相手が伝えようとする真意をくみとらなければねえ。

話すということも一種の行動なのです。

話し手は、要求したり、否定したり、おだてたり、情報を伝えたり、自慢したりするでしょう。聞き手は、相手が何をいったのか、どんなふうにいったのか、言語の知識を総動員して、また、最近の身体的ないし社会的な状況を踏まえて、相手の人柄や意図、困惑などをも考慮して解釈しなければなりません。

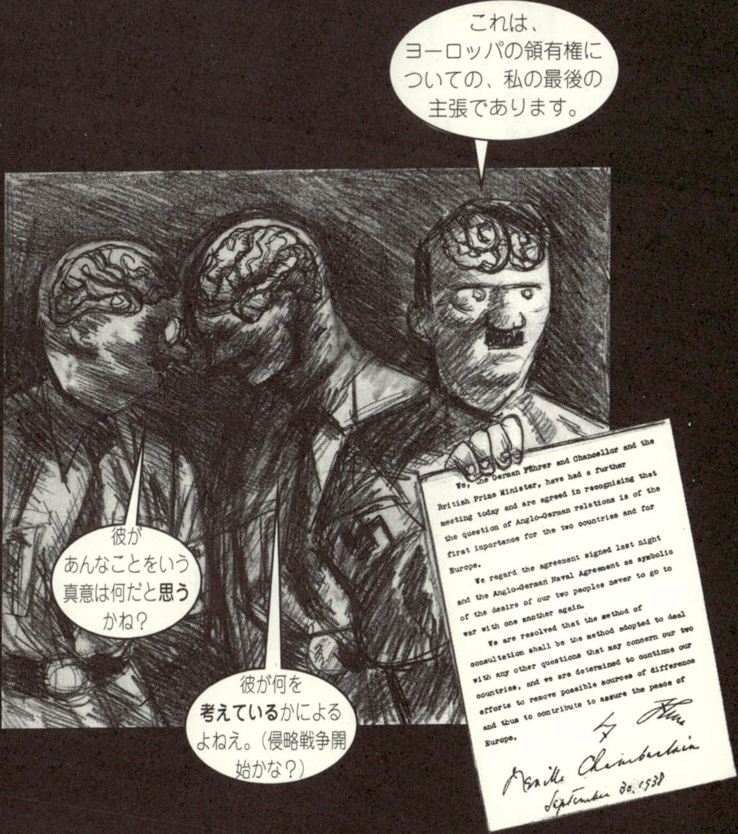

話し合っている２人は、今までの記憶にあるあらゆる情報、推定、演説者の人柄の投影などを引っ張り出しています。正常な言語使用が、脳のほとんど全領域を使う仕事であることは間違いありません。

行動と心

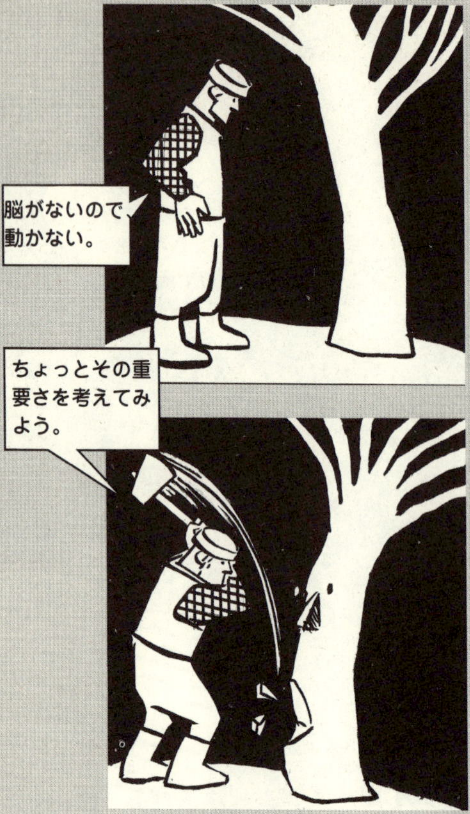
脳がないので
動かない。
ちょっとその重
要さを考えてみ
よう。

脳の役割は、行動を作り出すこと……つまり、運動につなげることです。脳の**運動系の役割**については、お話ししましたが、脳のほとんどすべての部分が、なんらかの形で、運動を調整することに関与しています。感覚に関係していると思われている領域でさえ、運動にも関与しているのです。たとえば、手足が「しびれて」しまったら、歩くのは難しくなるでしょう。何かの動作をしていることに、感覚面での反応があって初めて、脳の運動系がうまく働けるのです。

運動の適合

動物の進化の過程をみても、また、個人の発達をみても、運動のコントロールは、まず体全体から始まり、手足、それから、指先へと移っていきます。子宮の中では、胎児は体全体を使って動きます。生まれると、さらに、手足全体をふりまわす動作が加わります。

出生後数週間経つと、腕でものをすくいあげる動作ができるようになります。

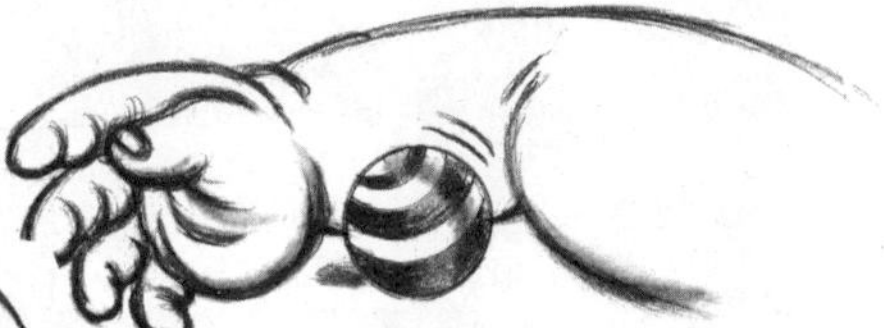

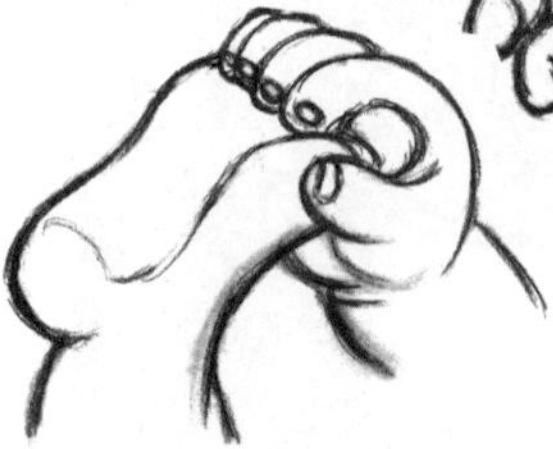

2ヵ月から4ヵ月目になると、全部の指を一度に使って、何かを**つかむ**ことができるようになります。

それから、手の働きをコントロールできるようになって、最後には、親指と人差し指で品物を**つまむ**ことができるようになるのです。

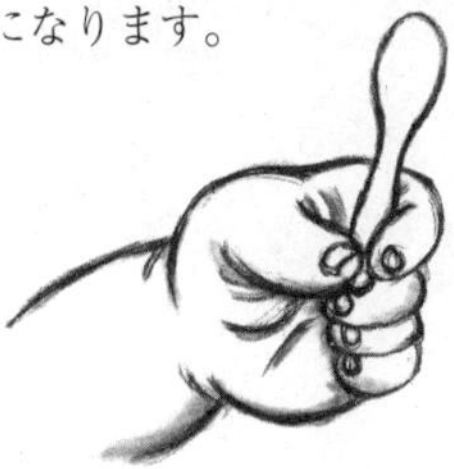

この全体の動きで始まって、細かい動きに移っていくのが、いわゆる**調子合わせ**の原理です。細かい動きも、おおまかな動きも脳からの同じ命令によるものなのですが、細かい動きの場合は、その命令が届く場所が限られているのです。自分の指を全部伸ばして、1本だけ曲げようとしたときに、このことがよくわかります。たとえば、人差し指の場合では、それを曲げるのは簡単です。でも、それが、いつもあまり意識的に使わない指になればなるほど、難しくなります。赤ちゃんの手足をバタバタさせるような、全体の運動を、次第に細かな調整された動きへと「形づくって」いくのは、この抑制型調子合わせがあるおかげなのです。

二つの運動調節システム

ものを拾い上げるときには二つの動作の要素が必要です。

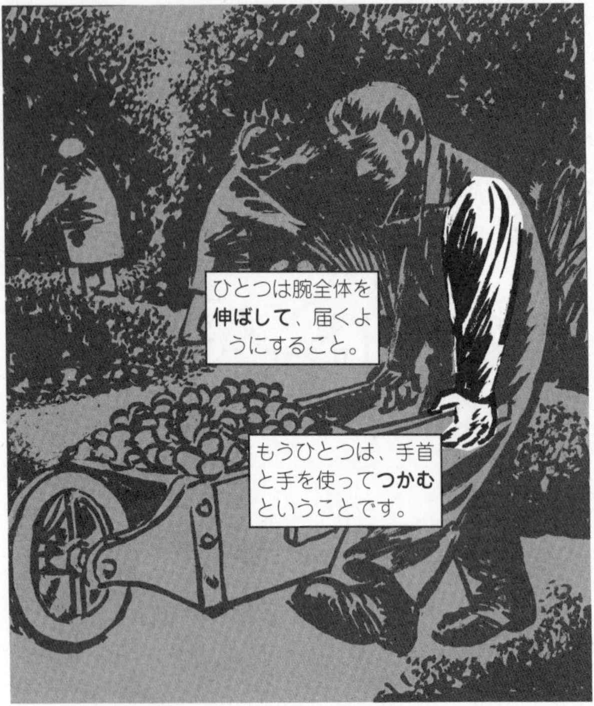
ひとつは腕全体を**伸ばして**、届くようにすること。
もうひとつは、手首と手を使って**つかむ**ということです。

この２つの動作の要素は、脳から脊髄につながっている別々の運動神経の、**錐体外路神経線維**と**錐体路神経線維**によって調節されています。

この２つの神経線維のどちらかに損傷があると、それが関与している動作が影響を受けます。

たとえば、脳からの**錐体路神経線維**が傷つくと、目的のものに向かって、タイミングよく手を**伸ばす**ことはできますが、それを**つかむ**のが難しくなります。

いろいろな運動調整

運動調整には、**いろいろな段階**があります。いちばん低い段階が、**脊髄での調整**です。これは、反射（例：膝蓋(腱)反射）［足を組んでおいて上の足の膝を手刀で叩くと下肢全体が跳ね上がるという反射］を指しており、それによって、筋肉の緊張や姿勢などを、正しく保つことができます。また、立って歩くというような脊髄がコントロールしている**いろいろな運動**も、この反射によって、調整されているのです。

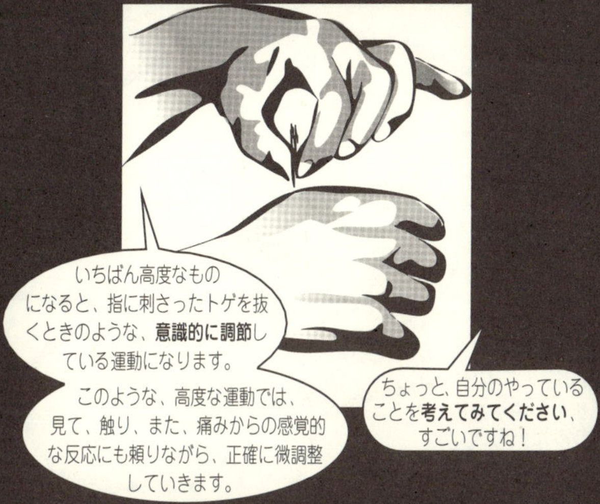
いちばん高度なものになると、指に刺さったトゲを抜くときのような、**意識的に調節**している運動になります。
このような、高度な運動では、見て、触り、また、痛みからの感覚的な反応にも頼りながら、正確に微調整していきます。
ちょっと、自分のやっていることを**考えてみてください**、すごいですね！

この二つの極端な例のほかにも、体が自動的にするものから、強制的にするものまで、いろいろな段階の運動があります。普通、息をするということは、学習したものではなく、ほとんど自動的にしていますね。それと反対に、歩くということは、学習するまでは難しいのですが、一度学習してしまえば、半自動的、無意識のうちにできるようになります。強制的な運動の例としては、チックと呼ばれる神経性不随意けいれん、体を伸ばしたり、あくびをしたくなる欲求、何かに触りたくなる衝動などがあります。それでは次に、このようないろいろな運動が、運動系システムの中で、どのように生まれていくのかをみましょう。

運動系

運動が、どのぐらい自動的かということは、運動系が、どのぐらいの調節をしているかで決まります。ここでいう運動系とは、**脊髄**、**脳幹**、**小脳**、**大脳基底核**、そして、**大脳皮質運動野**のことです。

運動系を組み立てているおもな構造と連絡の仕組み

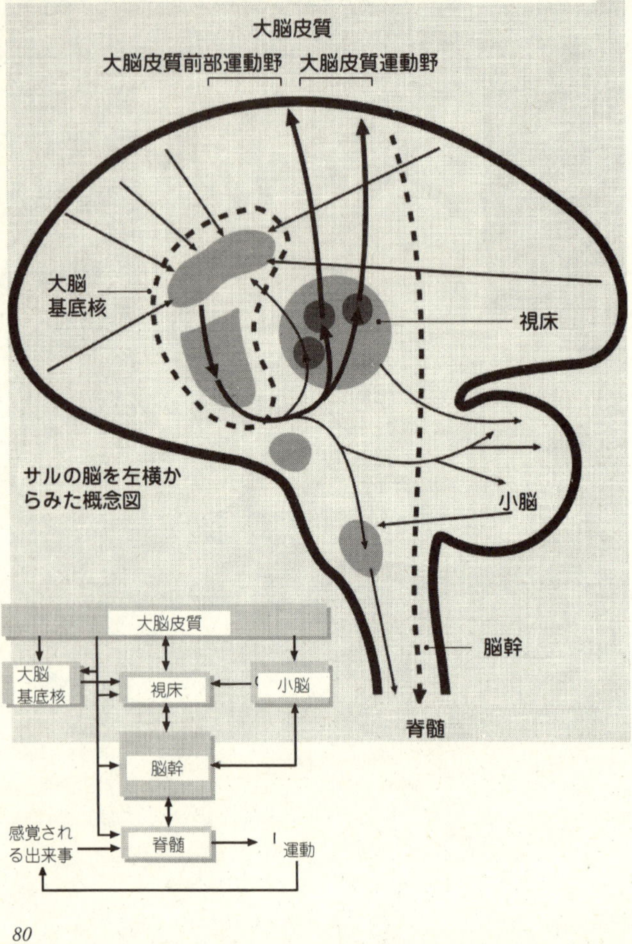

大脳皮質
大脳皮質前部運動野
大脳皮質運動野
大脳
基底核
視床
サルの脳を左横からみた概念図
小脳
脳幹
脊髄
大脳皮質
大脳
基底核
視床
小脳
脳幹
感覚される出来事
脊髄
運動

運動系への損傷

すべての運動は、どこから始まっても、最終的には、**脳幹**や**脊髄**内の**運動ニューロン**の放電としてあらわれます。**脳幹**や**脊髄**が壊れると、そこに結びついている体の部分に麻痺がおきます。

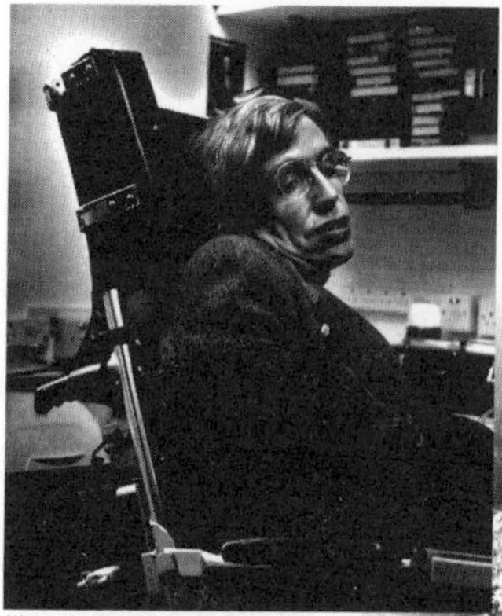

世界的に有名な宇宙論学者、スティーヴン・ホーキング博士は、運動ニューロンの病気にかかっています。

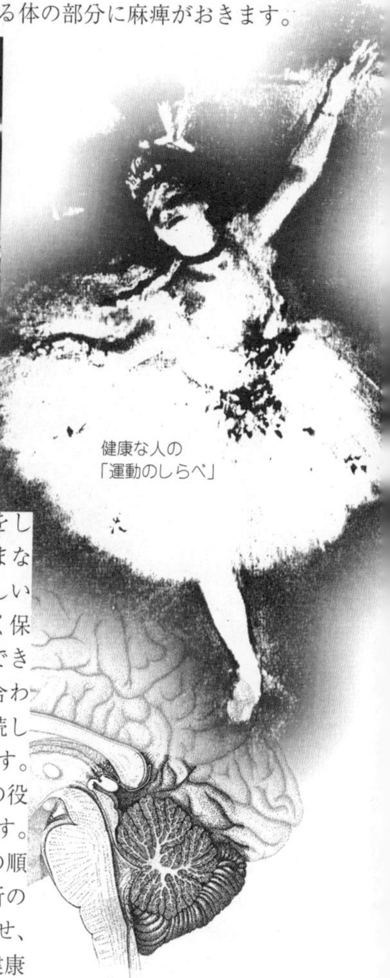

健康な人の「運動のしらべ」

小脳では、次の段階での調節をします。ここが壊れると、さまざまな障害がおきます。たとえば、新しい運動を学習したり、姿勢を正しく保ったり、急な動作をすることができなくなります。また、リズムに合わせて動くことができません。連続した動きも、うまくできないのです。そのほかにも、小脳はいくつかの役割をはたしているように見えます。熟練した動きを続けて行うときの順序だてをしたり、体の特定の場所の動きを調節し、タイミングを合わせ、なめらかな「**運動のしらべ**」を健康な人の体の中に流すのです。

大脳基底核（以下 BG と呼びます）の働きは、小脳の働きと同じように非常に複雑なものです。パーキンソン病にかかっている人たちは、震えがおきるし、運動を始めることができませんが、そういう人たちの BG［中脳の黒質、終脳の線条体］には、ドーパミンが不足しているのです。同じように、この BG 内の異常は、ハンチントン舞踏病という、自分の意志とは無関係に、顔がゆがんだり、ひきつったり、体がねじれたりする変性症状が現れる病気をひきおこしたりするのです。

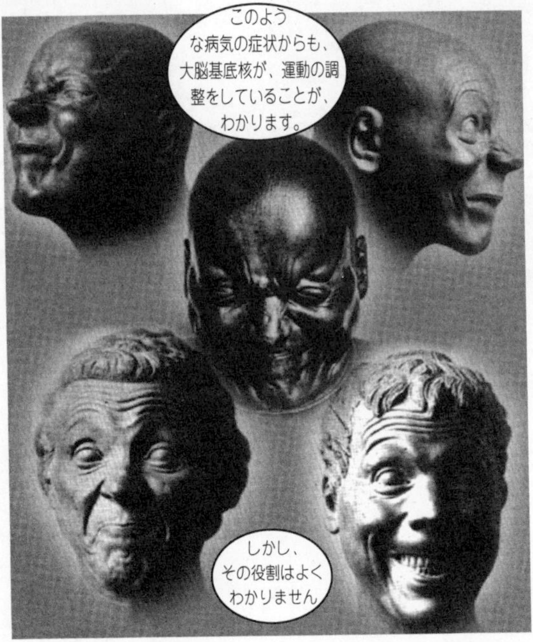
このような病気の症状からも、大脳基底核が、運動の調整をしていることが、わかります。
しかし、その役割はよくわかりません

BG は、運動の力、方向性、広がり、持続時間に関係している場所であるという説があります。運動を始めるのに必要な力を判断するとき、この場所がうまく働かないと、パーキンソン症候群でみられるように、運動を始めることができません。また反対に、運動の始まりの力が極端になりすぎ、それに伴って、過補償という、これを補おうとする心理が働き、ハンチントン舞踏病のような、違和感を与える動きに結びついてしまうこともあります。

最高次の運動皮質である大脳皮質の第1次運動野が壊れると、特に手や指を使った、熟練が必要な、微妙な運動ができなくなります。これは手の動きを調整する錐体路神経線維が運動野から出ているからなのです。

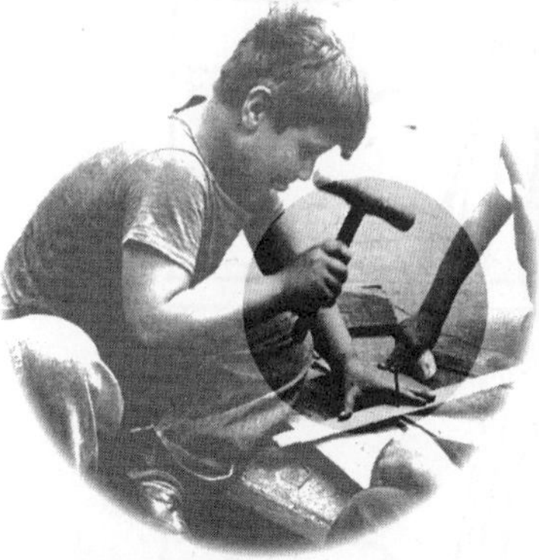

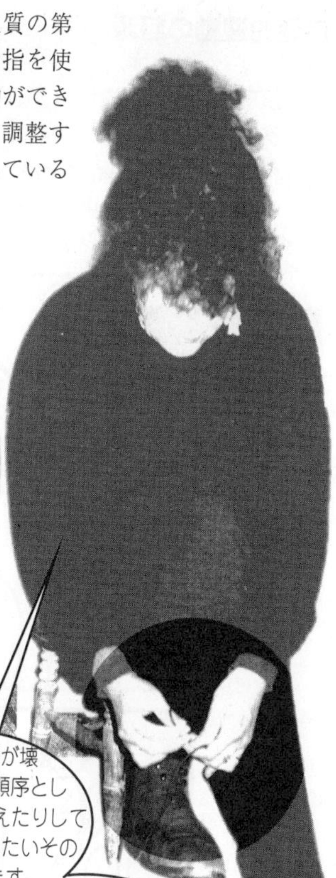

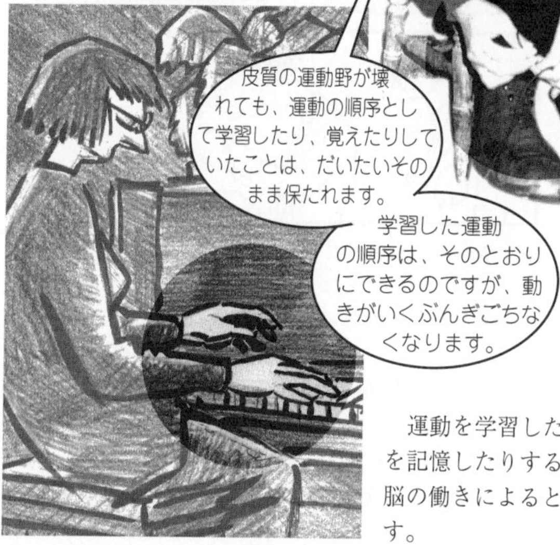
皮質の運動野が壊れても、運動の順序として学習したり、覚えたりしていたことは、だいたいそのまま保たれます。
学習した運動の順序は、そのとおりにできるのですが、動きがいくぶんぎごちなくなります。

運動を学習したり、それを記憶したりするのは、小脳の働きによると思われます。

自発的運動の起源

左頭頂葉の後部が壊れると、**観念運動的失行症**が現れます。この症状を持つ人たちは、運動や、身振りをするのが難しくなります。何か、具体的な品物を使う（「どうやって金槌を使うか、やってみてください」）場合、その品物が実際に示されれば、それほど難しくはありません。

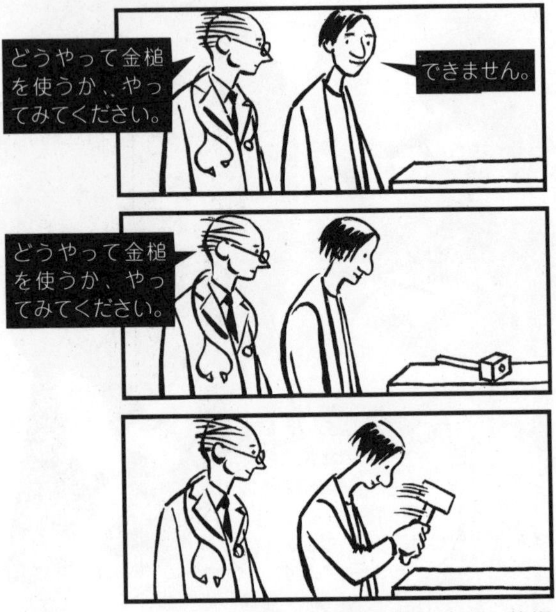

この人たちにとって、象徴的身振り、たとえば、挨拶をしたり敬礼をしたりすることが、いちばん難しいのです。特に、普段の社会的な状況や環境と関係のないところではなおさらです。

周りに影響されない、自発的な運動をする能力もなくなっていきます。

左頭頂葉は、言語中枢に近いことからみても、自発的な運動を司っているようです。

レヴ・ヴィゴツキ（1896−1934）によれば、自発的動作は、大人と子どもの関係から始まるものです。ここで、大人も子どもも同じものを見ていて、大人が指示を出して、子どもが言われたようにすることを学習している状況を想像してください。

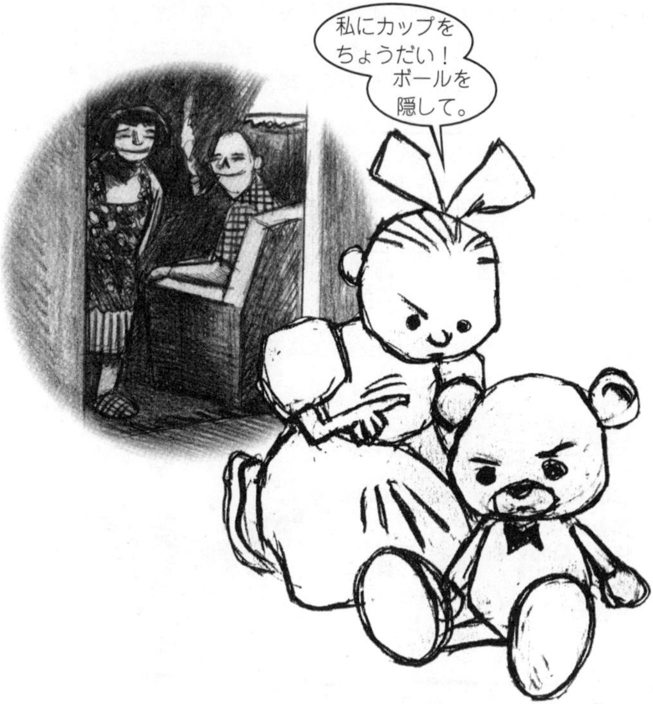
私にカップを
ちょうだい！
ボールを
隠して。

だんだんと、子どもは話すことを学習するにしたがって、自分に言われたのと同じ命令を、今度は自分で発して、自分自身の行動を調整するようになりますね。3歳から4歳ぐらいの1人で遊んでいる子どもを、物陰からみていると、かなり長く声に出して、自分にいろいろと指示を出しているのがわかります。年とともに、自分自身に声を出して指示することはなくなり、それは、頭の中での指示に変わってくるのです。（もちろん、こういう傾向は、ひとりごとが、ちょっと奇妙に思われる文字文化社会で、特に強いのかもしれませんね。）

固有受容と身体自我

運動の調整にはいろいろな段階があり、運動系は一つの場所での損傷を大目にみることがあります。つまり、傷を受けなかった組織は、まだ残りの運動をすることができるのです。そして、皮肉なことには、運動がほとんどできなくなるときというのが、運動系に傷を受けたときではなくて、**感覚**がだめになったときなのです。

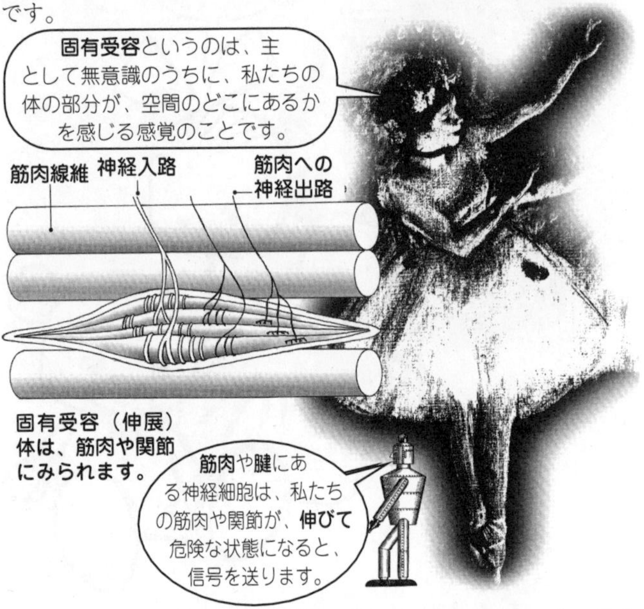
固有受容というのは、主として無意識のうちに、私たちの体の部分が、空間のどこにあるかを感じる感覚のことです。
筋肉線維
神経入路
筋肉への神経出路
固有受容（伸展）体は、筋肉や関節にみられます。
筋肉や**腱**にある神経細胞は、私たちの筋肉や関節が、**伸びて**危険な状態になると、信号を送ります。

「**私は誰？**」ということは、「**私はどこにいるの？**」という、体からの質問なのです。

ときによって、病気や、ビタミン剤のとりすぎはこの固有受容の働きをなくしてしまいます。このようになると、体の感覚がまったく消失してしまい、**身体自我**がなくなります。そして、現実から遊離した感じがして、運動不能に陥るのです。この体の感覚がなくなるという症状も、運動と心の関係について、また別なことを教えてくれる重要な手がかりになります。

においと情動

大脳辺縁系は、別名を「**情動脳**」とも呼ばれ、情動の経験や、それを表現したりするときに、大切な働きをしています。大脳辺縁系は、もともとは、においをかぎ分けるために発達した場所です。[情動とは、喜怒哀楽のような激しい感情の動きです]

大脳辺縁系のおもな要素

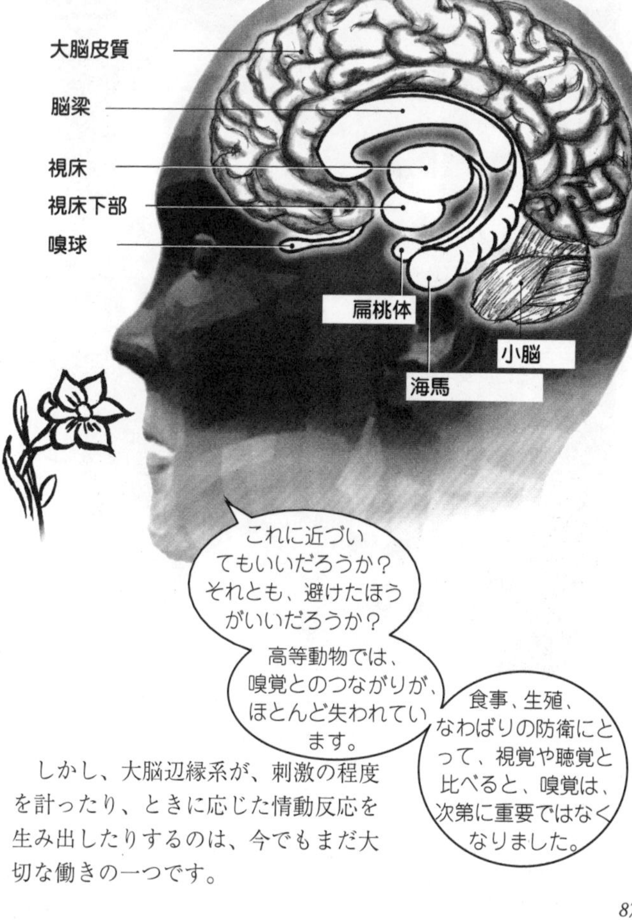

大脳皮質
脳梁
視床
視床下部
嗅球
扁桃体
小脳
海馬
これに近づいてもいいだろうか？それとも、避けたほうがいいだろうか？
高等動物では、嗅覚とのつながりが、ほとんど失われています。
食事、生殖、なわばりの防衛にとって、視覚や聴覚と比べると、嗅覚は、次第に重要ではなくなりました。

しかし、大脳辺縁系が、刺激の程度を計ったり、ときに応じた情動反応を生み出したりするのは、今でもまだ大切な働きの一つです。

情動反応

喜んだり、怒ったりすると、人では大脳辺縁系の活動が活発になります。大脳辺縁系でおきるてんかんの発作は、恐怖から高揚までいろいろな強い情動反応を生み出します。

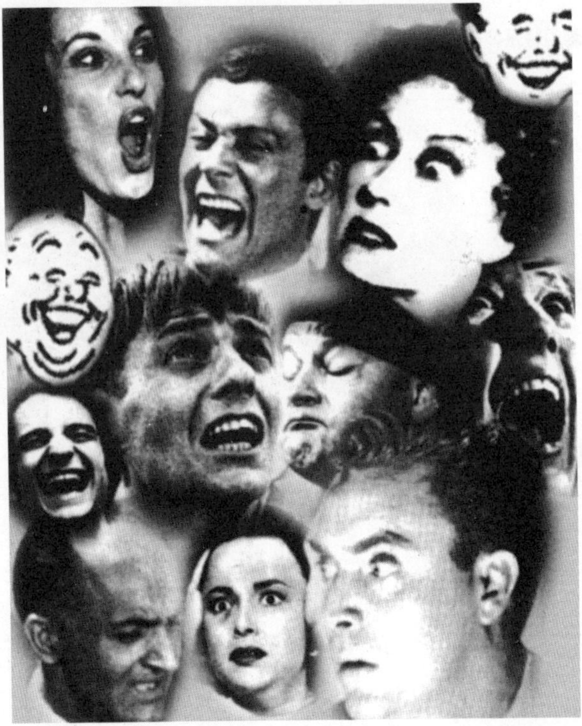

動物の大脳辺縁系に電極を刺して弱い電流を流すと、情動が出現します。ここに損傷があると、正常な形の情動は表れません。

情動は複雑なので、大脳辺縁系だけではなしに、脳のたくさんの領域もいっしょに働いています。次に挙げるのは、情動の一種である「**恐れ**」についてです。

恐れの解剖

動物が、レバーを押したら、食べ物が出てくると同時に、電気ショックも受けることを学習したとします。すると、次の二つのことがおきます。ひとつは、その動物の心拍数が増え、もう一つは、レバーを、しばらくの間、無視するようになることです。この二つは、生まれつきの恐れの表れと思われます。

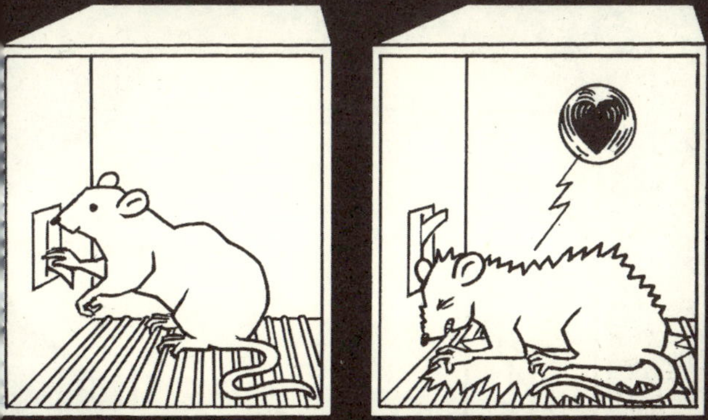

次に、何度かレバーを押して電気ショックを受けたときに音を同時に鳴らしてみます。すると、音を鳴らしただけで、今度は心拍数が増えて、レバーを押すのをやめるようになります。これを、「音に対する学習した（**条件づけられた**）**恐れ**」といいます。

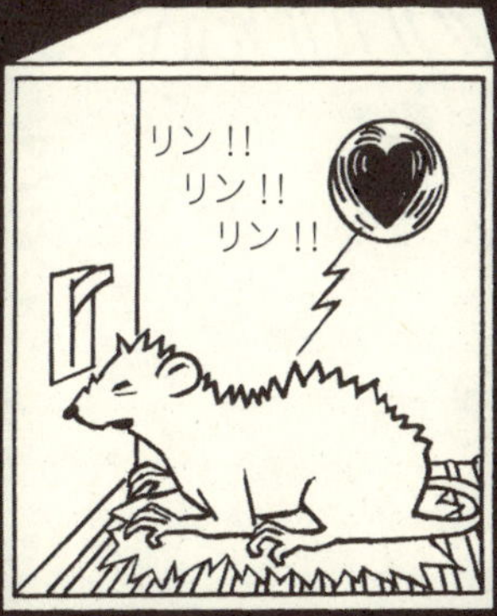

恐れの調和

さて、今度は、その動物の**視床下部**のある場所が少し傷を受けたとしましょう。すると、音を鳴らしても、心拍数は増えないのですが、まだ、レバーを押そうとはしません。つまり、この傷のおかげで、学習した恐れの一つはなくなるのですが、もう一つのほうはなくなりません。しかし、もし、その動物が今度は、音なしで、新しい刺激を受けると、生まれつきの恐れで、心拍数が増え、レバーも押さなくなります。

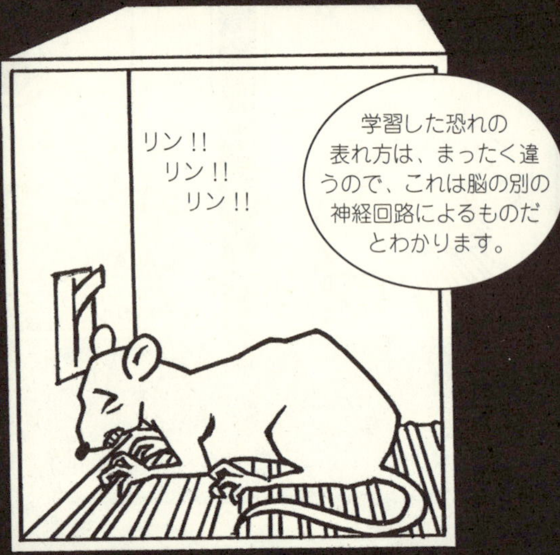
リン!!
リン!!
リン!!
学習した恐れの表れ方は、まったく違うので、これは脳の別の神経回路によるものだとわかります。

心拍数の変化をみると、学習した恐れと、生まれつきの恐れとが、それぞれに別々の神経回路によって運ばれているのがわかるのです。

これは、たいへん複雑に見えますね。事実、本当に複雑なのです。これはまた、脳と行動、または、脳と心とがいかに込み入った関係にあるかということの表れでもあります。これからも、数多くご紹介することになると思いますが、ここで、もう一つ、恐れという情動に関係した例を、お目にかけましょう。

皮質下の学習

目や耳からの情報は、まず初めに**視床**に届き、そこから大脳皮質の視覚と聴覚の領域に到達します。一昔前には、視覚や聴覚は、**最初に**ここの皮質領域にくるのだ、と推定されていました。認識したものについての情報は、それから大脳辺縁系に送られ、感情的な反応（たとえば、「それは良いですか、それとも悪いですか？」のような反応）を得るとされていたのです。

しかし、この間接的な（視床から皮質へ、それから扁桃体へというような形の）伝達方法のほかに、視床から直接扁桃体に到達する、別の経路があることが発見されました。

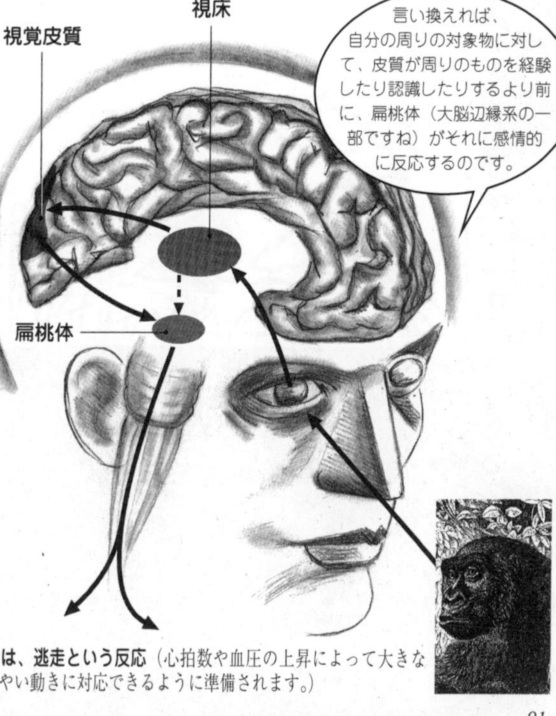
視床
視覚皮質
言い換えれば、自分の周りの対象物に対して、皮質が周りのものを経験したり認識したりするより前に、扁桃体（大脳辺縁系の一部ですね）がそれに感情的に反応するのです。
扁桃体

闘い、または、逃走という反応（心拍数や血圧の上昇によって大きな筋肉がすばやい動きに対応できるように準備されます。）

怖がるときを知る

聴覚皮質を取り除いたダイコクネズミに、音といっしょに電気ショックを与えると、ネズミはすぐに音を怖がるようになります。

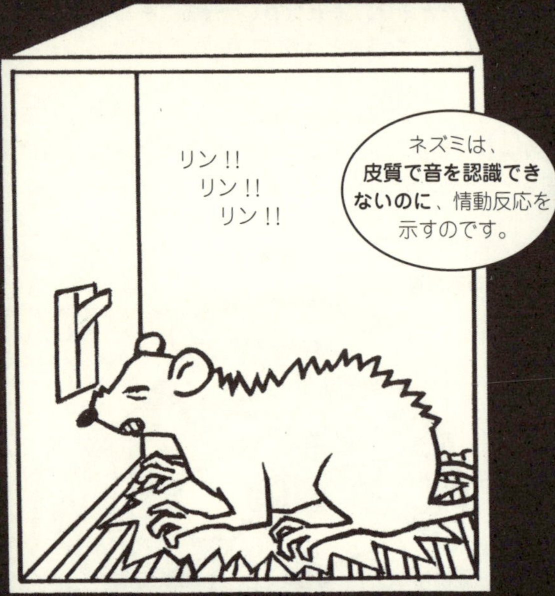
リン!!
リン!!
リン!!
ネズミは、**皮質で音を認識できないのに**、情動反応を示すのです。

これは、ちょうど大脳皮質のない下等動物の場合と同じように、扁桃体や、ほかの大脳辺縁系の組織が、知覚し、記憶し、学習している証拠です。

セグロカモメのひなたちが食べ物を欲しがっていたのを思い出してみてください。その行為も同じようなものです。ひなたちには、**黄色の中にある赤い点**に反応するという単純な脳の回路があったのです。親鳥の複雑な姿かたちに反応していたわけではありません。

同じように、たくさんの単純な動物たちは、空を動く雲や、木々の揺れにも、止まったり、逃げようとしたりする反応をみせます。おそらく、その回路は、襲ってくる敵の動きを察知するためにあるのですが、間違った刺激によっても、簡単に同じような反応をおこしてしまいます。

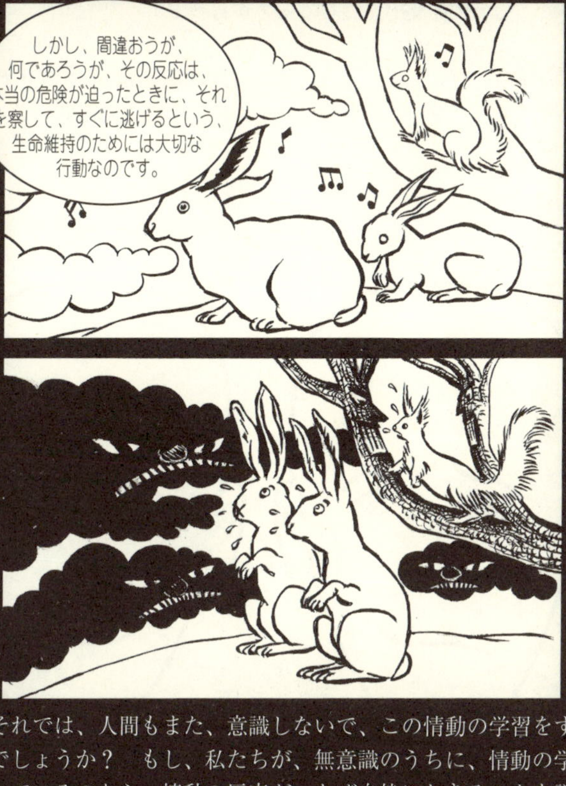

しかし、間違おうが、
何であろうが、その反応は、
本当の危険が迫ったときに、それ
を察して、すぐに逃げるという、
生命維持のためには大切な
行動なのです。

それでは、人間もまた、意識しないで、この情動の学習をするのでしょうか？　もし、私たちが、無意識のうちに、情動の学習をしているのなら、情動の反応が、なぜ自然におきるのかも説明がつきます。たとえば、見ず知らずの人への強い情動反応は、学習された反応とも考えられます。つまり、その場合には、私たちは、その見ず知らずの人の中に、自分が前に知っていた人との共通点を認めて、それに対して学習した反応が残っていて、情動が呼びおこされたのでしょう。

「左と右」の情動

大脳辺縁系だけが、情動の働きを支えていると考えるのは、間違いです。私たちが、出来事の展開や会話を、**意識して**考えるときには**大脳新皮質**を使っているのですが、そうしたとき、その後すぐに、強い情動反応を感じるときがあります。

下の顔の絵を見てください。特に両方の鼻に注目して、代わる代わる見てください。どちらの顔が幸せそうに見えますか？

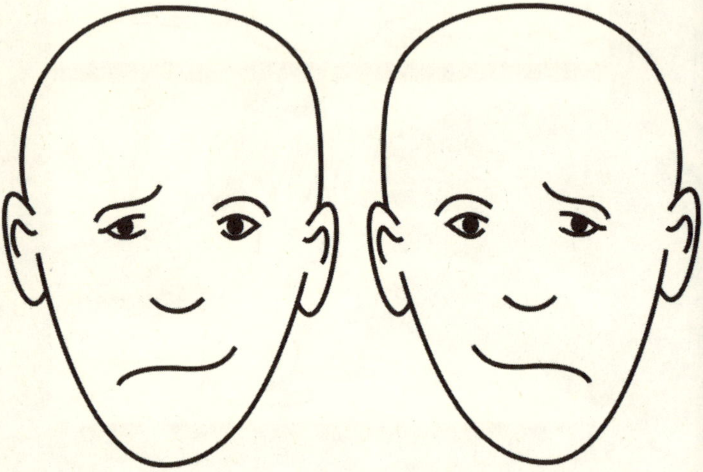

2つはちょうど、鏡をはさんだときのように対称形ですが、それでも、ほとんどの人々が、右側にある顔のほうが幸せそうに見えるといいます。

これはなぜかといえば、それぞれの顔の向かって**左半分**を、**最初に脳の右半球**（RH）で見るからです。右半球は特に、顔の分析をするところです。どちらが幸せそうに見えるかということは、顔の右半分からの情報よりも、顔の左半分からの情報のほうで判断されているのです。

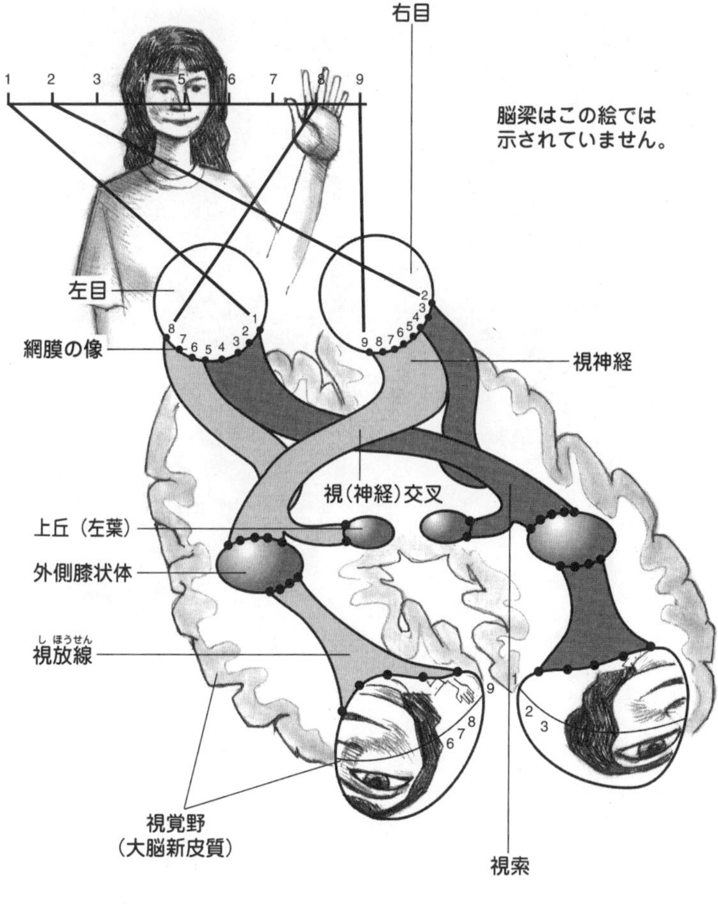

右目
脳梁はこの絵では
示されていません。
左目
網膜の像
視神経
視（神経）交叉
上丘（左葉）
外側膝状体
視放線《しほうせん》
視覚野
（大脳新皮質）
視索

感情的な調子

右大脳半球（RH）が、LHより大きな働きをしているのが、声の感情の調子を判断する場合です。ウェルニッケ失語症の人たちはLHが壊れているために、言葉の理解ができませんでした。しかし、その人たちは、RHに傷を受けた人や、健康な人たちよりも、話し手の感情の調子をよく判断できるのです。

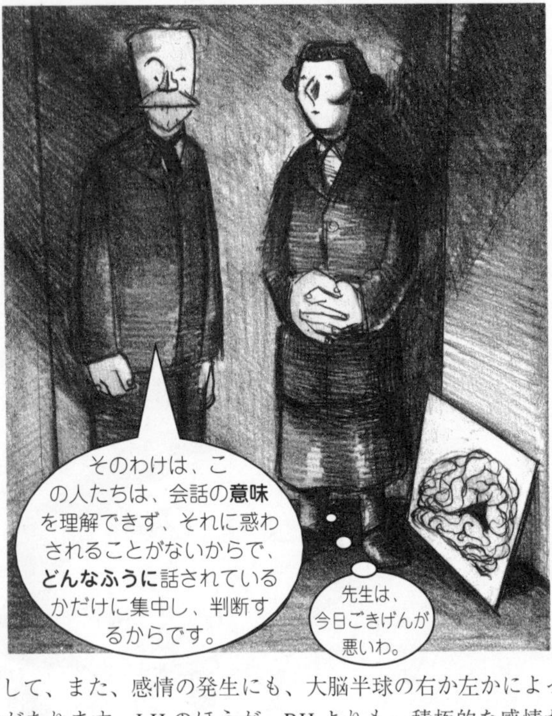
そのわけは、この人たちは、会話の**意味**を理解できず、それに惑わされることがないからで、**どんなふうに**話されているかだけに集中し、判断するからです。
先生は、今日ごきげんが悪いわ。

そして、また、感情の発生にも、大脳半球の右か左かによって違いがあります。LHのほうが、RHよりも、積極的な感情が発生するようです。LHに傷を受けた人は、**憂鬱**な感情に陥りやすいのですが、反対に、RHに傷を受けた人には、**病的な陽気さ**が生まれます。どちらの場合でも、傷を受けなかった半球が、もう片方からの影響をまったく受けなくなるので、本来の感情が、そのまま露出してしまうのです。

感情と理性

感情は、ときによって、私たち人間が「動物的な本性」として受け継いでいる機能であって、理性のじゃまものにすぎないと考えられてきました。

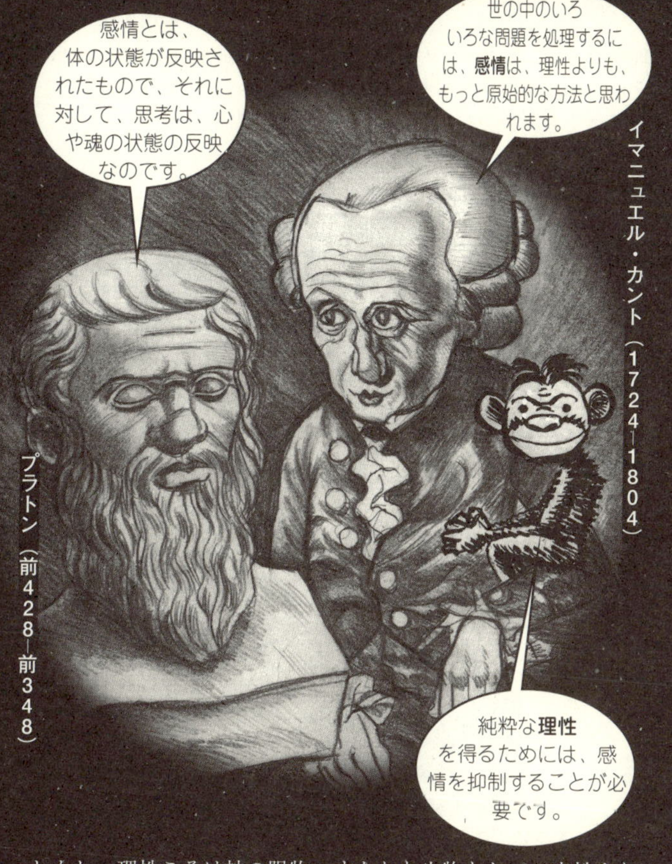
感情とは、体の状態が反映されたもので、それに対して、思考は、心や魂の状態の反映なのです。
世の中のいろいろな問題を処理するには、**感情**は、理性よりも、もっと原始的な方法と思われます。
イマニュエル・カント（1724－1804）
プラトン（前428－前348）
純粋な**理性**を得るためには、感情を抑制することが必要です。

しかし、理性こそは神の賜物、すなわち生物としての本性よりも優るものだと考えなければ、このような説は通用しません。思考と感情とは、両方とも脳の活動の表れであり、他の体の機能と同じように、おたがいに助けあっているものなのです。

意志決定のときの情動

大脳辺縁系は、**前頭葉**と強い絆《きずな》で結ばれています。この二つの間の関係が断たれた人は、知的な面はほとんど損なわれないのですが、個人的、社会的な生活や、仕事がまったくだめになってしまいます。これは、その人の意志の決定が障害されるからです。何かを決めなければいけないときに、このような人たちは、ありとあらゆる打開策を分析し、どの方法がいいかどうかを異常に長い間考えたあげくに、最後に、まったく見当違いの理由で、決定したりします。たとえば、下に挙げた人の例ですが、「この次の診療の予約日を、いつがいいか」と尋ねられて……、

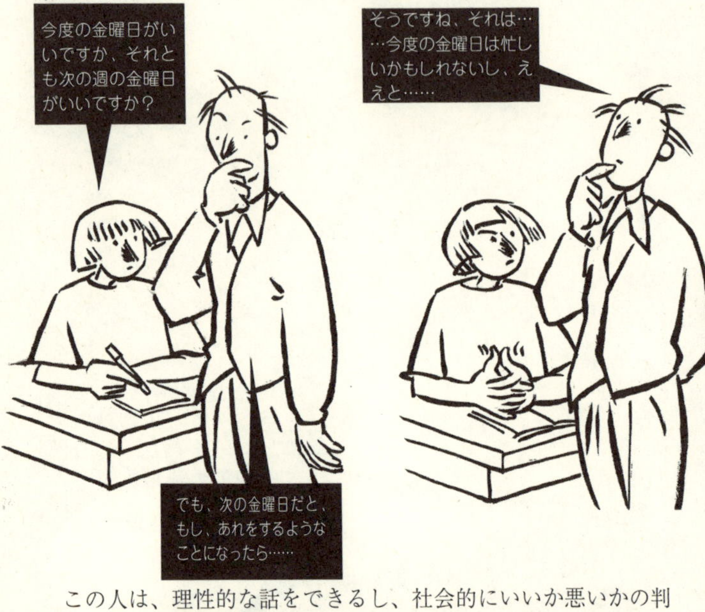
今度の金曜日がいいですか、それとも次の週の金曜日がいいですか？
でも、次の金曜日だと、もし、あれをするようなことになったら……
そうですね、それは……今度の金曜日は忙しいかもしれないし、ええと……

この人は、理性的な話をできるし、社会的にいいか悪いかの判断はできるのですが、自分自身の感情が導いてくれる結論を本能的に**感じること**ができないようです。さまざまな場合に、どのようにするのがいいかを**知って**いて、さらに、そのことを口に出してさえいるのに、その感情を意識的に自分のものとして、**とらえられない**のです。

このような人たちを調べてみると、普通の理由づけや、意志決定において、情動が重要な要素になっていることがよくわかります。普通の人なら、何か問題を抱えても、あれこれと、いくつもの解決方法を考えたりしないものです。いったん、これが「正しい」と感じる解決策を選んだら、それだけを考えるでしょう。

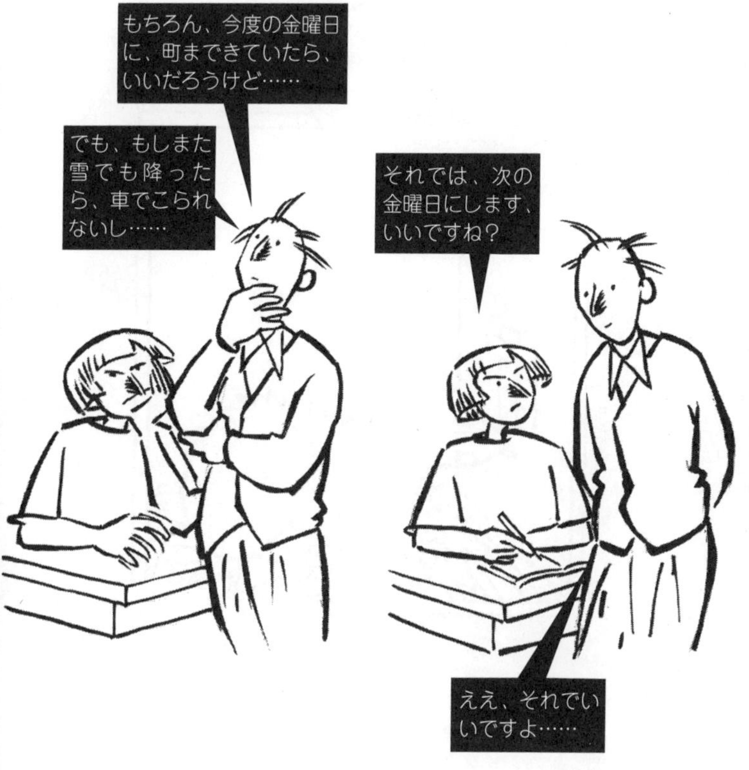

もちろん、今度の金曜日に、町まできていたら、いいだろうけど……
でも、もしまた雪でも降ったら、車でこられないし……
それでは、次の金曜日にします、いいですね?
ええ、それでいいですよ……

ささいな問題については、さほど重要なことではないので、あれこれと考えないものです。大脳辺縁系から信号を受け取る前頭葉が傷を受けると、思考が感情による案内を失ってしまい、意志を決定できなくなるのでしょう。

記憶が人を順応性豊かに

感情は、理由づけを導くのに役立ちますが、もともとは、自動的な行動を導いていたはずで、自動的な行動にはもっと柔軟性がありました。普通の感情反応、たとえば、驚きは、目覚めさせるための総合的な機能に働いて、動物に活動の準備をさせます。

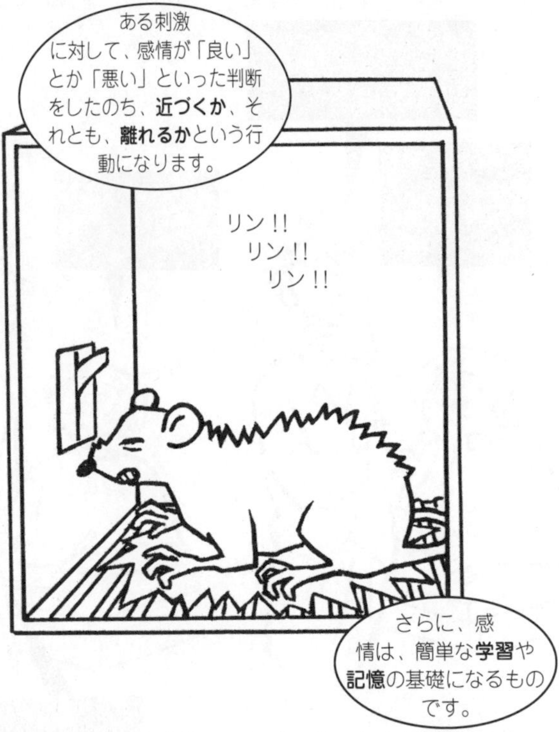
ある刺激に対して、感情が「良い」とか「悪い」といった判断をしたのち、**近づくか**、それとも、**離れるか**という行動になります。
リン!!
リン!!
リン!!
さらに、感情は、簡単な**学習**や**記憶**の基礎になるものです。

電気ショックを受ける直前に、ネズミがベルの音を聞いたとしましょう。電気ショックで、生まれつきの恐れがひきおこされます。音に**条件づけられた**ネズミは、その後、ベルの音が鳴ると、恐れを感じるようになります。さて、ベルが鳴るとネズミは逃げたいと思い、実際に電気ショックがくる前に何をすべきかがわかるので、よりすばやく反応し、行動します。

このような学習は、特に嗅覚に頼って生きている動物にとっては、重要なものです。これらの動物は、目でみないうちに、獲物の姿や、仲間であるか敵であるかを、遠くからかぎ分けるのです。そのにおいについての記憶は、この動物たちが、においのもとを探しあてるか、それともそこから逃げるか、すばやく行動をおこすかを判断する材料になります。その動物が、感情による条件づけができているなら、近づいたり、離れたりという反応も、もっと速くなります。この反応力は生まれつきのものですが、記憶による学習によって、さらにすばやくなるのです。

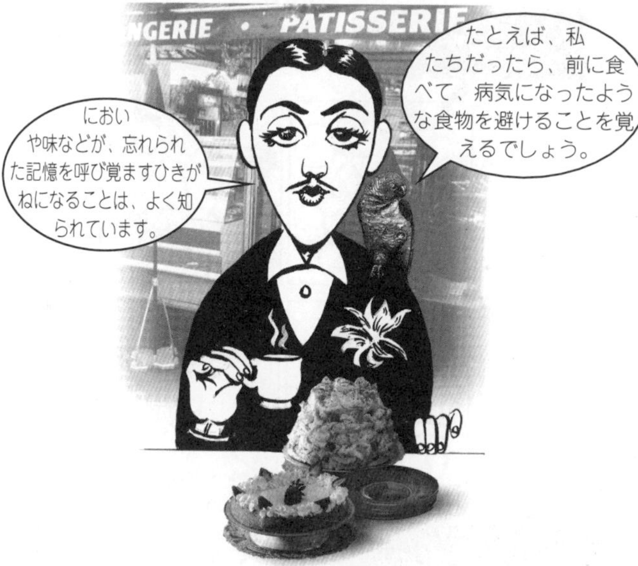
NGERIE · PATISSERIE
たとえば、私たちだったら、前に食べて、病気になったような食物を避けることを覚えるでしょう。
においや味などが、忘れられた記憶を呼び覚ますひきがねになることは、よく知られています。

小説家の**マルセル・プルースト**（1871−1922）にとって、特別なお茶とケーキの味は、過去のすべてを思い出すきっかけとなっていました。

このようなことからみても、最初は「嗅脳」であり、次第に「情動脳」に進化していった大脳辺縁系のすぐそばに、学習や記憶に重要な役目を持つ皮質の領域があるというのは、当然のことです。これは**嗅脳皮質**と呼ばれ、**側頭葉**の下方内側、表面に位置しています。

健忘が私たちの心について教えてくれるもの

2つの大脳半球の嗅脳皮質が壊れると、ひどい記憶喪失や**健忘**《けんぼう》がおきます。**健忘症候群**の大きな特徴は、傷を受けたとき以後の記憶がまったく消えてしまうことです（**順行性**健忘といいます）。

健忘症の人と少し話したぐらいでは、まったく正常に見えますが、患者は何分もしないうちに、たったいま話したことを忘れてしまいます。

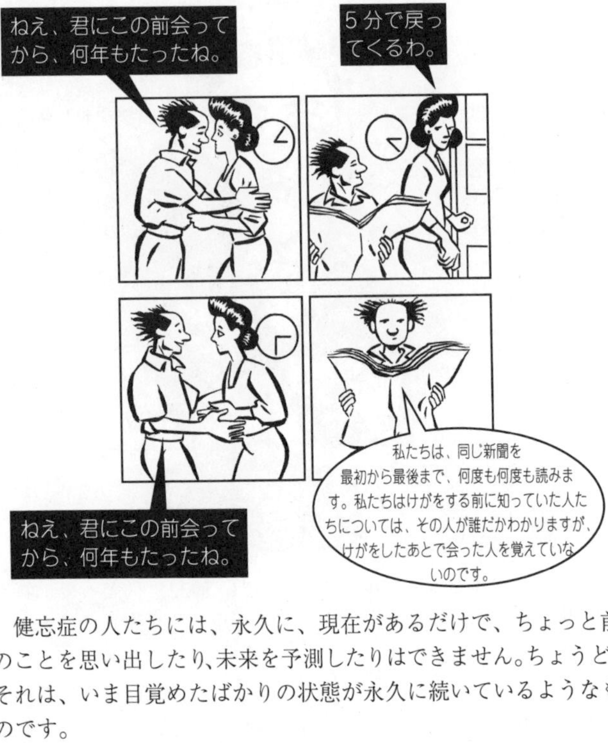

ねえ、君にこの前会ってから、何年もたったね。
5分で戻ってくるわ。
ねえ、君にこの前会ってから、何年もたったね。
私たちは、同じ新聞を最初から最後まで、何度も何度も読みます。私たちはけがをする前に知っていた人たちについては、その人が誰だかわかりますが、けがをしたあとで会った人を覚えていないのです。

健忘症の人たちには、永久に、現在があるだけで、ちょっと前のことを思い出したり､未来を予測したりはできません。ちょうど、それは、いま目覚めたばかりの状態が永久に続いているようなものです。

注意：自分が誰であるかを忘れてしまう人たちがいますが、これはいわゆる健忘とは別なものです。

2種類の記憶

健忘症の人たちは、昔の出来事を思い出すことはできるのに、最近の事柄を思い出せません。このことから、嗅脳皮質は新しい記憶の**貯蔵庫**で、古い記憶を**呼びおこす**ところではない、と推定できます。しかし、ひどい健忘症の人でも、新しい記憶をとどめておけることがあります。たとえば、タイプすることや、スケートボードのような、**やって覚える**技術を会得する場合です。健忘症の人でも、このような新しい技術を自分のものにする場合には、健常者とほとんど同じようにできます。

健忘症の人たちはまた、**知覚学習**や**記憶**に関しても、正常であることがわかっています。

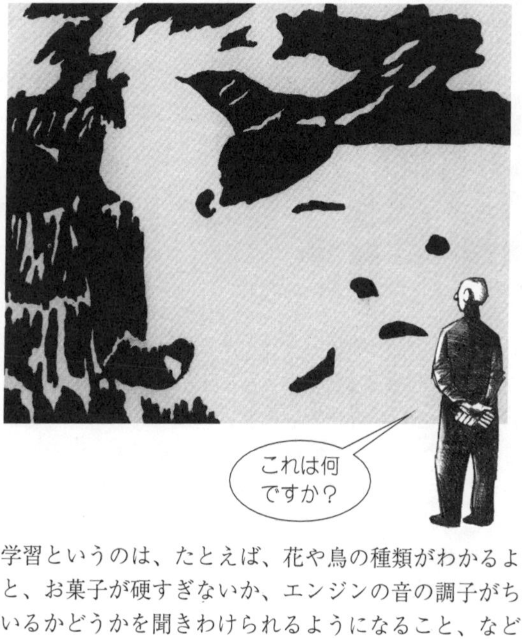

知覚学習というのは、たとえば、花や鳥の種類がわかるようになること、お菓子が硬すぎないか、エンジンの音の調子がちゃんとしているかどうかを聞きわけられるようになること、などを指します。知覚学習の例として、上に示したようなパズルがよく挙げられます。何だかわかりますか？

情動を持つ記憶、持たない記憶

X線写真のような画像と同じように、パズルも、それを見るには解釈が必要です。一度、このような絵を「正しく」見ることを学習すれば、「そのやり方」を忘れることはありません。健忘症の人たちに、数時間後や、何日かたってから、またテストをしてみると、その絵を前に見たことを完全に忘れています。

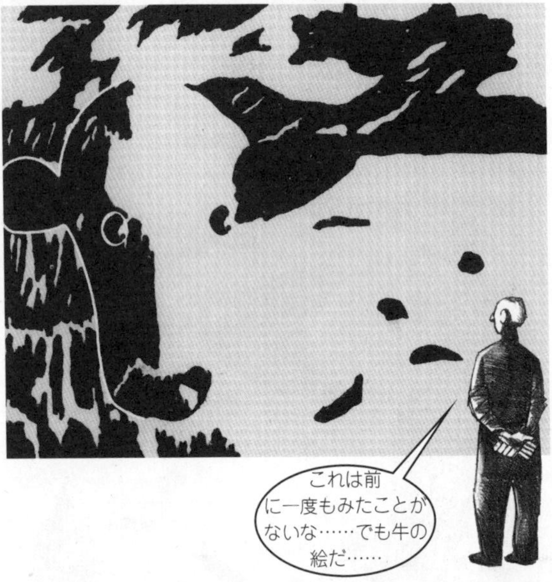
これは前に一度もみたことがないな……でも牛の絵だ……

このようなことから、嗅脳皮質は、新しく経験した**出来事**を記憶するところで、新しく獲得した**技術**を記憶する場所ではないことがわかります。これは、論理的に正しいでしょう。

・私たちの生活のいろいろな出来事は、情動をおこします。
・大脳辺縁系は、感情経験には重要なところで、嗅脳皮質の隣にあります。
・嗅脳皮質は、生活のいろいろな出来事を記憶するときに重要なところです。

ある出来事が、自分にとって非常に重要なので、感情的に高ぶった状態になり、そのことを覚えているというのはうなずけることです。神経化学物質も、血液内にはいると、体を目覚めさせる効果があるので、それが刺激になって、脳にその瞬間のことを長く記憶にとどめさせる作用があるのです。

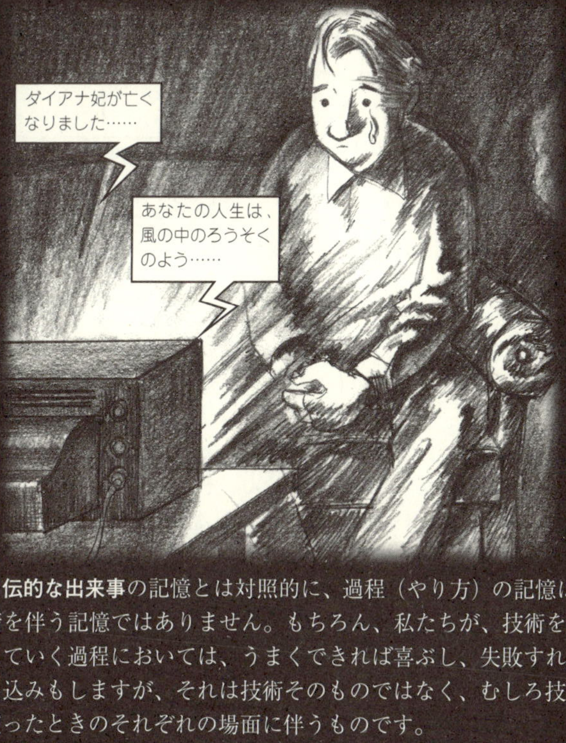
ダイアナ妃が亡くなりました……
あなたの人生は、風の中のろうそくのよう……

自伝的な出来事の記憶とは対照的に、過程（やり方）の記憶は、感情を伴う記憶ではありません。もちろん、私たちが、技術を習得していく過程においては、うまくできれば喜ぶし、失敗すれば落ち込みもしますが、それは技術そのものではなく、むしろ技術を使ったときのそれぞれの場面に伴うものです。

動物は、感情を発達させるよりずっと前に、まず、運動技術に関する記憶を進化させました。アプリシアにも「慣れ」や、「過敏化」がみられましたね。このようなことからも、運動技術に関する記憶は、かなり古い、下等な脳機能にも存在することがわかります。そして、このことから次の事実が明らかになります。

記憶の座

ウサギに、まばたきするという条件づけを与える例から、話を始めましょう。まず、ウサギの目に、空気をプッと吹きつける（UCS）と、「反射的にまばたき」（UCR）します。次に、吹きつけ（UCS）を音といっしょに何度も繰り返すと、最終的には、音がするだけで、まばたきするようになります。これが、「条件づけられたまばたき」（CR）です。小脳のほんの小さな傷で、この「条件づけられたまばたき」がおきなくなりますが、反射的なまばたきのほうは影響されずに、そのまま残っています。この「条件づけられたまばたき」がおきる**記憶は、小脳の中にある**のです。

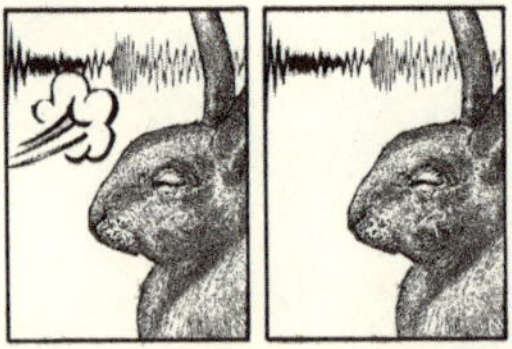

健忘症の患者でも、まばたきの条件づけの症状を示します。音と空気の組み合わせで、ある日に、健忘症の患者に条件づけをします。次の日、音だけを鳴らしてテストしてみると、「音に条件づけられたまばたきの反応」をおこしますが、患者には、何度も条件づけをされた記憶がありません。それに対して、小脳に傷がある人は、条件づけをされた記憶はあるのですが、「条件づけられたまばたき」はおきません。

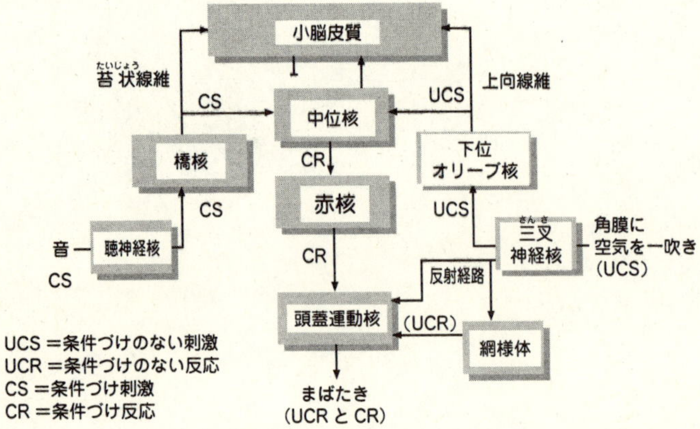

小脳皮質
苔状線維《たいじょう》
CS
中位核
UCS
上向線維
橋核
CR
下位
オリーブ核
赤核
CS
UCS
三叉《さんさ》
神経核
角膜に
空気を一吹き
（UCS）
音
聴神経核
CS
CR
反射経路
頭蓋運動核
（UCR）
網様体
まばたき
（UCR と CR）
UCS ＝条件づけのない刺激
UCR ＝条件づけのない反応
CS ＝条件づけ刺激
CR ＝条件づけ反応

1930年代になると、神経心理学者の**カール・ラシュリー**（1890−1958）が、ネズミに簡単な仕事を覚えこませ、その後、脳のいろいろな異なった場所を取り除いて、記憶の座がどこにあるのかをつきとめようとしました。

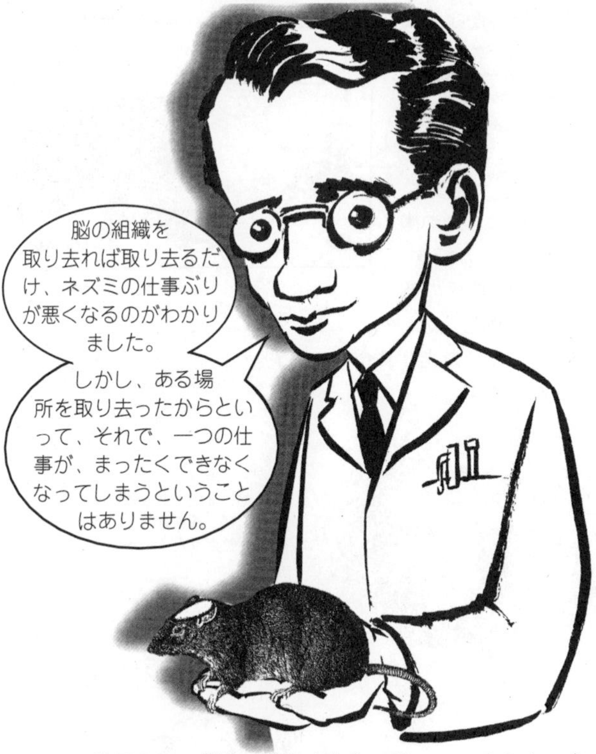
脳の組織を取り去れば取り去るだけ、ネズミの仕事ぶりが悪くなるのがわかりました。
しかし、ある場所を取り去ったからといって、それで、一つの仕事が、まったくできなくなってしまうということはありません。

これらの結果から、「脳の機能は全体で働いている」という考え方をラシュリーは導き出したのです。「1ヵ所だけで記憶の働きをしている場所はない」といった彼の考えは、正しかったのですが、全体論についての彼の考え方には間違いがありました。記憶は特別な回路の中に**貯えられており**、ときにはそれが、回路のうちでも特別な部分に存在するようにも見えます。しかし、記憶というものは、かつて考えられていたよりも、ずっと複雑なものです。そのことをお話ししましょう。

記憶の複合

たとえば、にわとりのひなは光っているガラス玉をつつきます。そのガラス玉に、いやな味のする液体を塗っておくと、ひなはもうそれをつつかなくなります。そのひなは、嫌悪という感情を発展させたのです。これは、一つだけの記憶のようにみえますが、

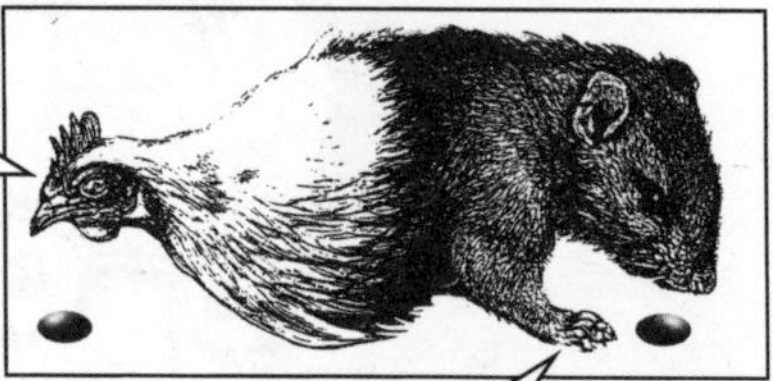
どの記憶も、私の脳の中では、違った場所にあるのです。
ひなの脳よりは大きいにしても、僕のような動物の脳でもまだまだ小さかったので、ラシュリーが、記憶をつかさどる特定のひとつの場所を発見できなかったのも当たり前ですよ。

実は、ひなは3つの嫌悪を学習したのです。ガラス玉の形への嫌悪、味への嫌悪、そして、ガラス玉のピカピカした光り具合への嫌悪、がそれです。

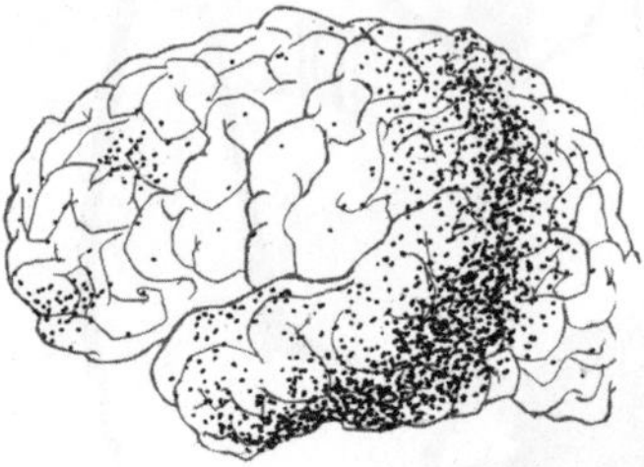

平均的アルツハイマー病にみられる、脳の変性の概要説明図。黒いところが、濃くなっている部分ほど、変性が進んでいる状態。

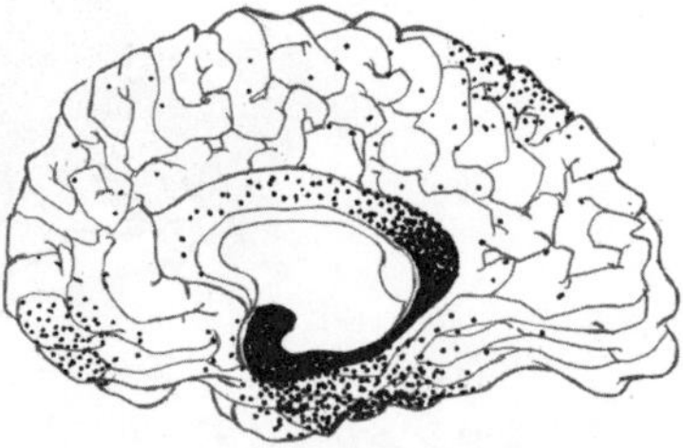

アルツハイマー病のめだった症状といえば、記憶喪失です。アルツハイマー病患者の脳では、細胞が死んでいるのが、特に嗅脳皮質領域で著明にみられますが、側頭葉と、頭頂葉にも、広範囲にわたって変性がみられます。これからみても、アルツハイマー病の患者に、健忘症候群と他の記憶障害の症状の、両方が現れるのも当然です。

感じることと見ること

他の動物と同様に、人間も世の中のことを、感覚を通じて学習します。昔から、**感覚には5種類**［味覚、嗅覚、視覚、聴覚、触覚］**ある**といわれています。味覚と嗅覚は、大脳辺縁系に密接に関係していて、脳の奥深くに位置しています。視覚、聴覚、触覚はすべて、大脳表面にある皮質が（脳の下部組織ともつながっているのですが）監督しています。感覚からの情報が最初に到達する場所が大脳皮質の、**第1次感覚野**といわれるところです。

黒い部分は、感覚組織からの信号を受けたり、それを脊髄の運動系に伝えたりする**第1次感覚領野**です。灰色部分は**第2次領野**を表します。白いところは第3次領野です。

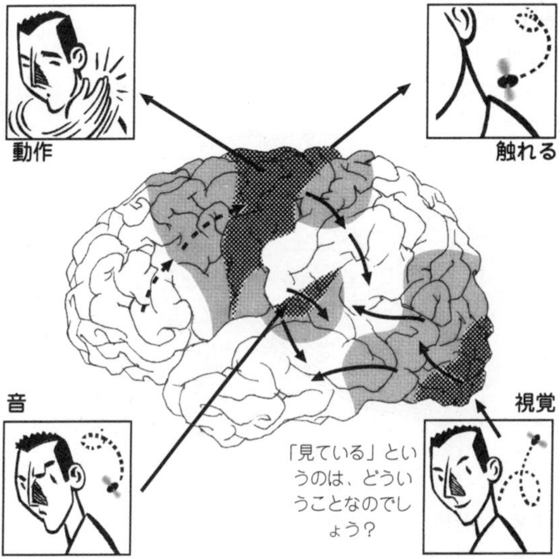
動作
触れる
音
視覚
「見ている」というのは、どういうことなのでしょう？

私たちがふだん、周りの世界を見回したとき、ものの場所や、その色がわかるということはすばらしいことです。「見る」ことは、何でもないようですが、実はたいへん高度なことなのです。

人間ほどに、視覚を通して入ってくる世界を持つものは、他の動物には見あたりません。これは、他の動物はどれもが、私たち人間ほど、その皮質部分を、光からの情報の分析にあてていないからです。

視覚を解剖する

簡単にいえば、見ることは、単に光と、光に対する反応とを認識することなのです。岩の下にいる多くの生物には、光を避ける反応がありますね。私たち自身の視覚の構造も、低レベルの機能を含んでいます。よく知られているのが、網膜から脳につながる７つの神経路です。**松果体**《しょうかたい》と**視索上核**への経路は、夜と昼とに反応する体のリズムを調整しています。残りの高度な視覚構造の能力は、実はこのような低いレベルから始まったものが、次第に進化したものなのです。

この視覚についての章では、おもに、網膜から**第１次視覚皮質**（**視覚野１**［以下 V1］などといわれています）につながる経路の話をします。この経路は、他の経路を全部いっしょにしたよりも、何倍も多くの軸索からなっており、それ自身の構成要素の鎖を持っています。

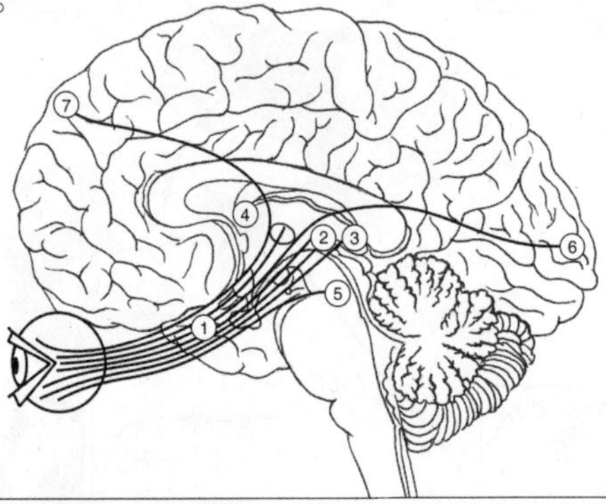

視覚構造	分担している機能
1. 視索上核	昼と夜とのサイクルに反応して、毎日のリズム［概日リズム］（睡眠、食事など）を調整する
2. 被蓋前野《ひがいぜんや》	明るかったり、暗かったりするのに反応して、瞳孔の大きさを変える役目をする
3. 中脳の上丘	特に周辺視野の目的物に対しての頭の方向づけ
4. 松果体	長期の概日リズム
5. 副視索核	頭の動きを安定させるために、目の動きを調整する
6. 視覚皮質	形をとらえる、知覚する、深さを認知する、色彩をとらえる、動くものを追う
7. 目の正面の範囲	目を自主的に動かす

右目と左目の視覚範囲は、それぞれ**反対側の大脳半球**のV1につながっています。正常な脳では、LHとRHは、**脳梁**と呼ばれる大きな線維の束によって、視覚範囲の左右半分ずつの情報を共有します。

網膜からきた情報は、**外側膝状体**（LGN）と呼ばれる視床の一部を通って、第1次視覚皮質V1にたどり着きます。網膜で、たがいに隣り合わせになっている点は、V1でも、同じように隣り合わせの細胞に連絡しています。そして、V1が傷を受けると、見えない場所（**暗点**《あんてん》）ができます。V1の細胞はまた外側膝状体に情報を戻します。この**双方向の神経興奮の行き来**が、視覚の構造の特徴であり、そして、これはまた、全体としての脳を見たときの、特徴でもあるのです。

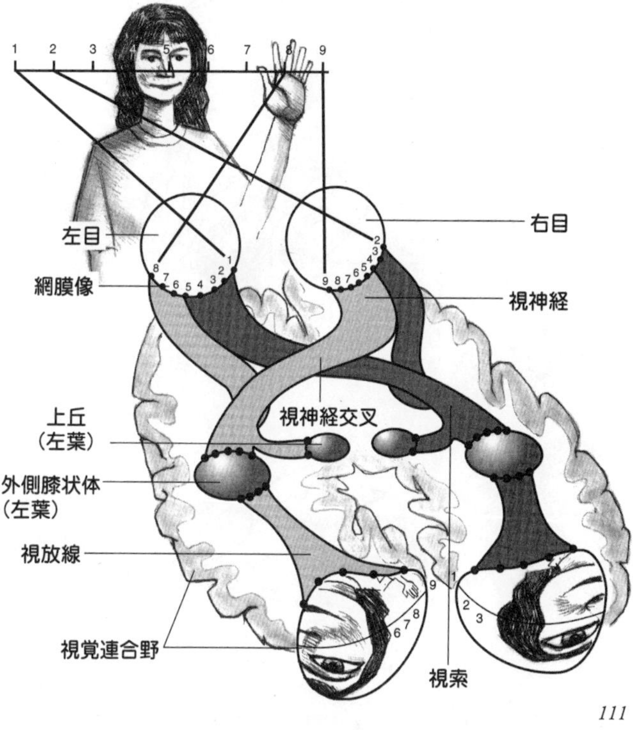

視覚野：
色、方向、そして形

視覚野 1（V1）は、**後頭葉**にあって、いちばん初めに情報が伝わるいくつかある視覚野の一つにすぎません。V1 の細胞は V2 の細胞とつながり、その後、V3、V3a、V4　そして V5 というほかの視覚野に伝わっていきます。V4 の細胞は**決まった色**に反応して、放電が増え、V5 の細胞は、特定の**方向**に動いているものに反応します。V3 と V3a の細胞は、**ある方角**の線（垂直、時計方向に 5 度、時計方向に 10 度、など）に反応し、これによって、**形**がわかります。

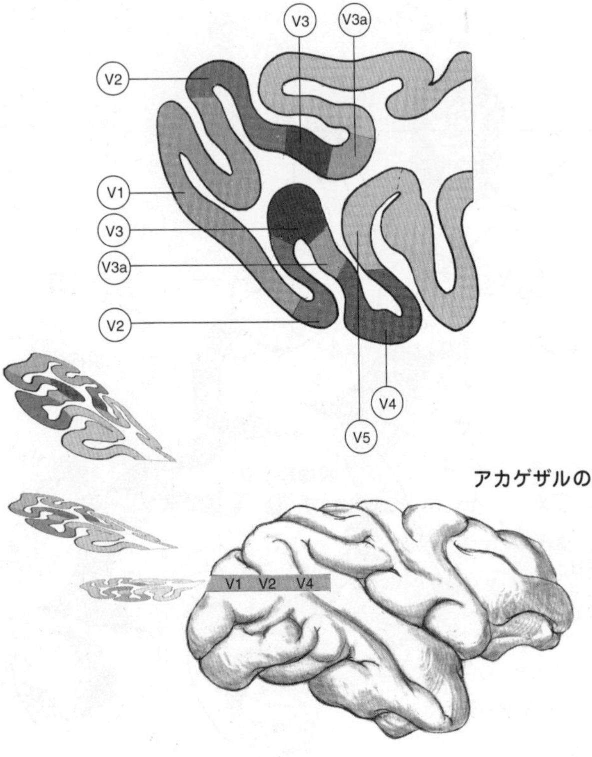

アカゲザルの脳

色を失う

脳の映像の研究で、人が、色のついた形を見ると、V4の活動が活発になり、動いているものを見たときには、V5の活動が活発になることがわかっています。また、V4が壊れると、色がわからなくなります。これは、**中枢性色覚障害**（achromatopsia)といい、一般的な色覚障害（colour blindness、色盲）とは区別されています。

もし、片方の半球のV4だけが壊れると（**片側**損傷)、反対側の半分の世界が白黒になり……

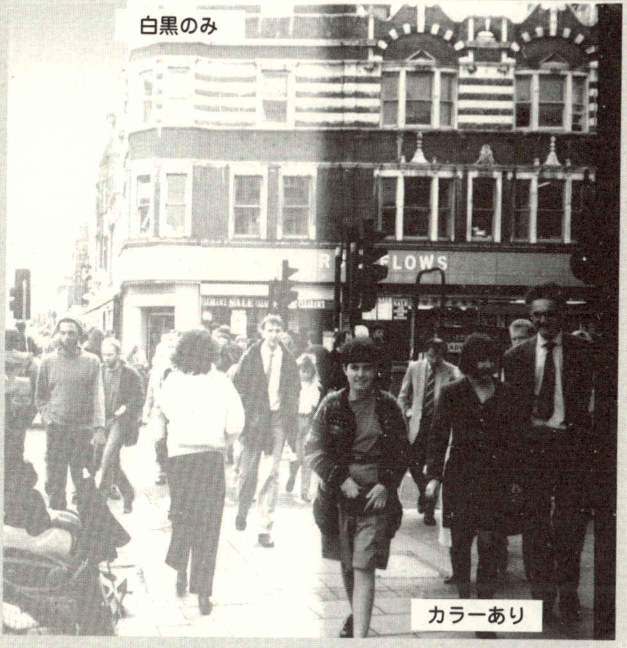

……こちら側半分は、まだ色がついているのです。

傷が**両方の半球**の場合、患者は色をすべて失うだけでなく、色を思い出したり想像したりすることもできなくなります。色というものが、**経験**から完全に消えてしまうのです。

運動視力欠損

V5への傷は、「運動視力欠損」というちょっと変わった状態をひきおこします。この状態になると、形や色はまだわかるのですが、動いているものを見ると、ちょうど、止まっている写真が何枚も続いているように見えるのです。一つの近づいてくるものが、分離したいくつもの映像になって、どんどん大きくなって迫ってくるので、たとえば、道路を横断することなどが難しくなります。

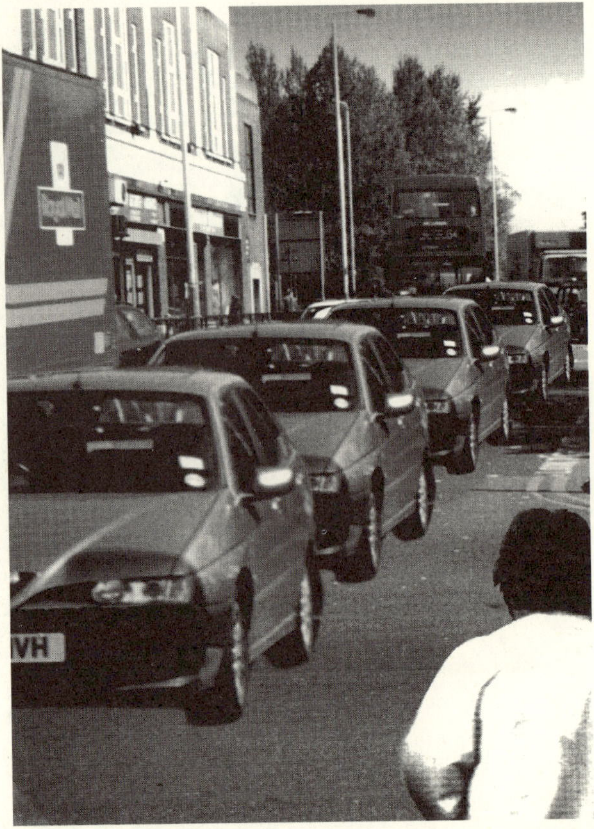

高いレベルの視力

後頭葉は、視覚の働きの、本当に最初の過程が始まるところにすぎません。**側頭葉**や、**頭頂葉**、**前頭葉**にも、同じように視覚に関係した仕事をしている多くの場所があります。実際、視覚の領域を全部、つまり、視覚野から、視覚経路で連絡しあっているものまでわかろうとするのは、相当に骨がおれる仕事です。

後頭葉からは、3つのおもな視覚経路が出ています。それらは、側頭葉につながるもの（下部経路）、上側頭溝を通るもの（中部経路）、そして、頭頂葉後部と連絡しているもの（上部経路）です。どの経回路も、一定の視覚情報を処理しています。

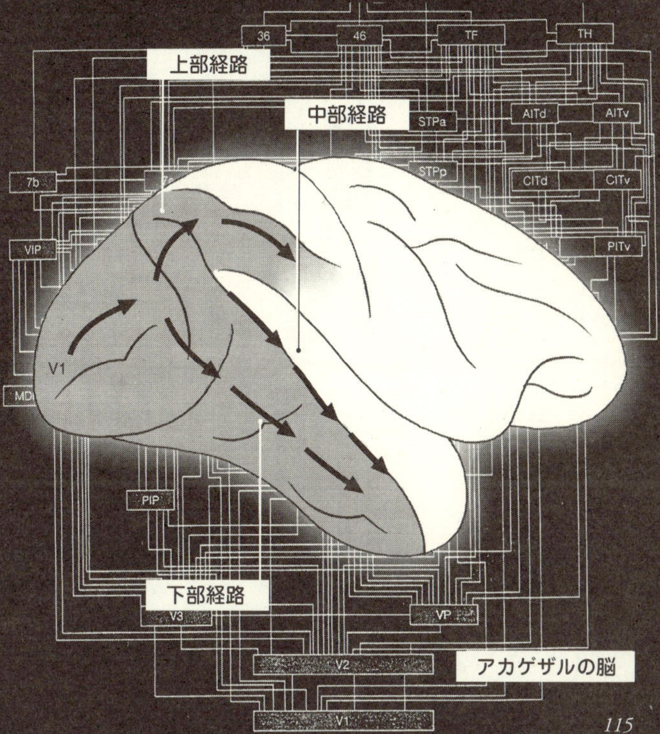

アカゲザルの脳

下部視神経路：
傷があるときの認識への影響

側頭葉の細胞は、反応する対象をえり好みします。そのほとんどの細胞は顔に反応して、放電を増やしますが、特定の顔に対しては、その放電が増えます。他の細胞は、手に対して特に反応します。このようなことは、サルの脳細胞に刺した電極からの記録でわかったことですが、側頭葉に受けた傷が原因となって、視覚の認識に影響が出ている人たちを研究した結果からも、これが裏付けられています。

物体を認識できない状態を、**対象失認**《しつにん》といいますが、これには、いくつかの種類があります。**形失認**といわれるものは、色や深さや輪郭はわかるのですが、それが部分的にわかるだけで、全体像をつかむことができません。

形失認症の人は、輪郭のこちらの断片から、またあちらへと、方々に注意がとんでしまい、細かいところを統合してつなぎ合わせることができない、そんな感じです。

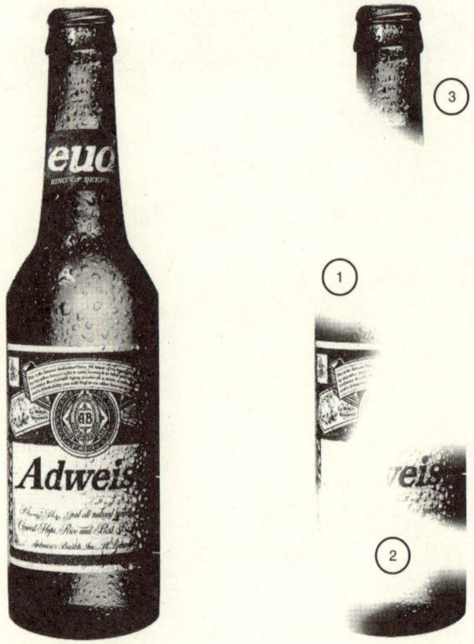

この人たちは、自分の前にあるものを、同じように描くことはできませんが、記憶を頼りに、同じ形を描くことはできることが多いのです。

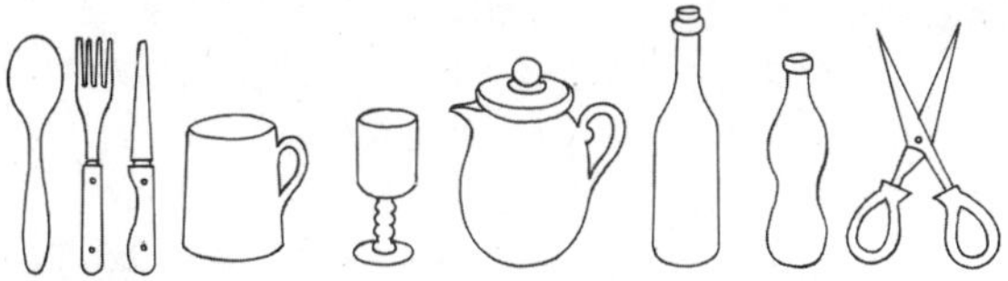

同時失認になると、ものはわかって、認識はできるのですが、その場合、一度に一つだけなのです。その場に、たくさんのものがある場合、全部をいっしょに認識することができません。一つ一つならわかるものでも、それが重なり合っていると、二つを別々に離して認識することが難しいのです。

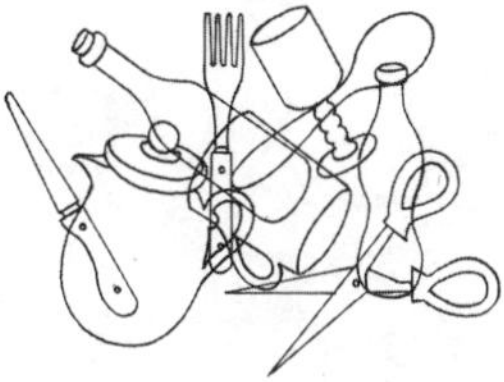

連合性失認では、見える風景やものをきちんと表現したり、描いたりはできるのですが、それが何であるかが**わかりません**。手袋やフォークの名前や使い方がわからないのです。しかし、もっと大きな範囲では、それらがどういう種類に含まれるか(たとえば、衣類か食器か)はわかっているようです。そのものが実際あるものか、それとも、想像上のものなのかを区別することもできます。

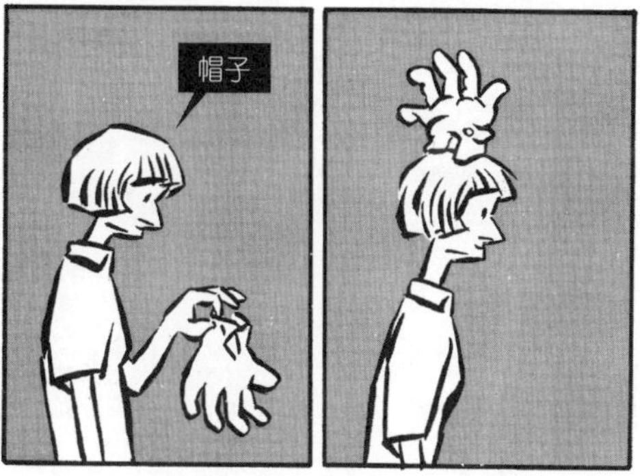

顔貌失認《がんぼうしつにん》では、よく知っている顔がわからなくなります。これにはときどき、自分自身の顔も含まれます。顔貌失認症の人は、声ならまだ認識できます。そして、前にみた顔を言い表すこともでき、顔の感情的な表情を「読みとる」こともできますが、顔だけでは、それが誰かということがわかりません。これは、**下部処理機構がとぎれたため**、大脳辺縁系で生まれる親しみの感覚と、つながらなくなっているのが、原因だと思われます。

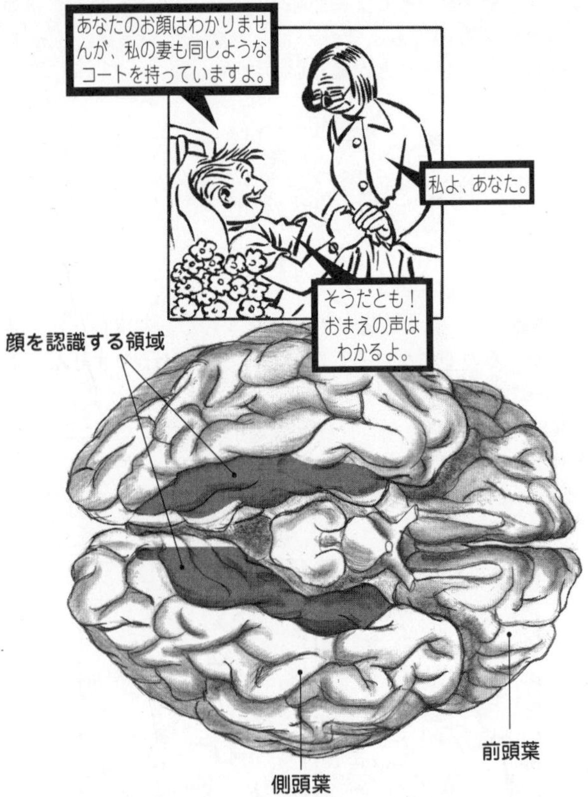
あなたのお顔はわかりませんが、私の妻も同じようなコートを持っていますよ。
私よ、あなた。
そうだとも！おまえの声はわかるよ。
顔を認識する領域
前頭葉
側頭葉

脳の下面

顔貌失認の人は、親しい顔をみても、**認識できません**が、体に現れる感情反応（発汗量による電気抵抗の減少）は、正常に増加しています。

そして、また、有名な人たちの顔と名前（もちろん、患者がよく知っていた顔です）をいっしょに覚えなさいといわれたときには、間違っている組み合わせより、正しい組み合わせのほうを、早く覚えます。

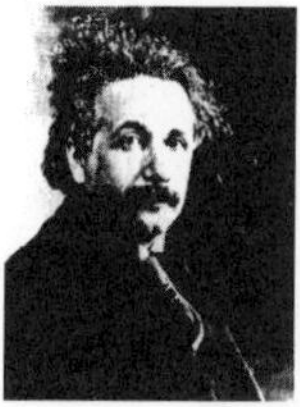

アルバート・アインシュタイン

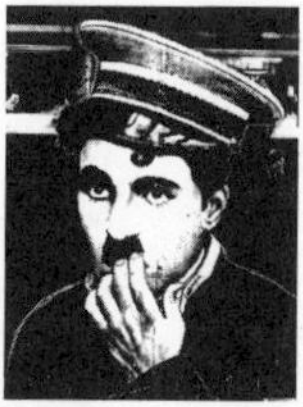

ディエゴ・マラドーナ
誤った組み合わせの見本
（本当はチャップリン）

これらの結果からもわかるように、顔貌失認の人は、**感情的**な認識をしたり、**同一性**の認識をしたりする能力の両方が、上部視神経路に、まだ残っているらしいのです。しかし、この2種類の認識が、意識的な視覚体験とつながりません。このつながりが断たれると、ちょっと普通では感じない**デジャヴュ**（既視感：見たこともないのに何か懐かしさを感じること）や、**ジャメヴュ**（未視感：見たことがあるのに、見たことがないと感じること）がおきるようです。この二つの異常視覚体験は、**側頭葉てんかん**の症状がおこるとよく現れます。

上部神経路（後頭−頭頂）

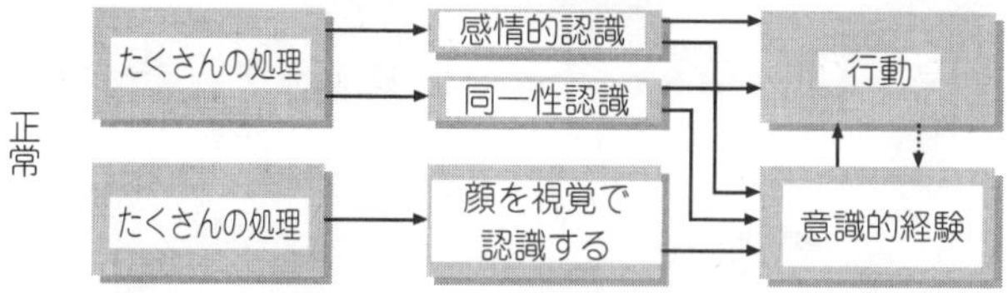
正常
たくさんの処理
感情的認識
同一性認識
行動
たくさんの処理
顔を視覚で認識する
意識的経験

下部神経路（後頭−側葉）

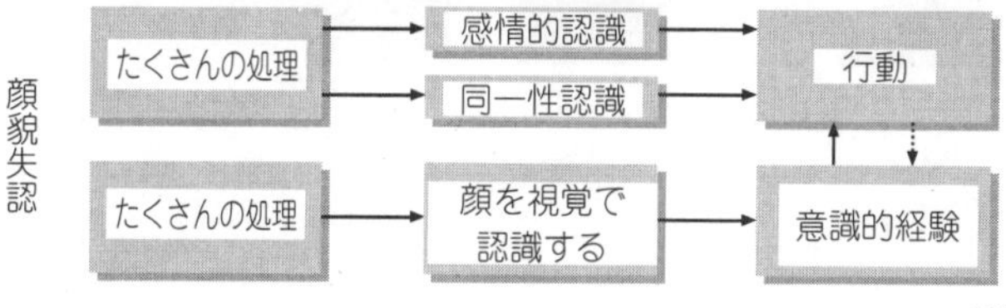
顔貌失認
たくさんの処理
感情的認識
同一性認識
行動
たくさんの処理
顔を視覚で認識する
意識的経験

認識のテスト

顔貌失認は特に、右側頭葉に損傷を受けたあとによくおきます。下の写真で、あなた自身も人の顔を認識するときに、RH がいかに特別な役割をしているかを試してください。これは、「二つに分かれた顔のテスト」といいます。

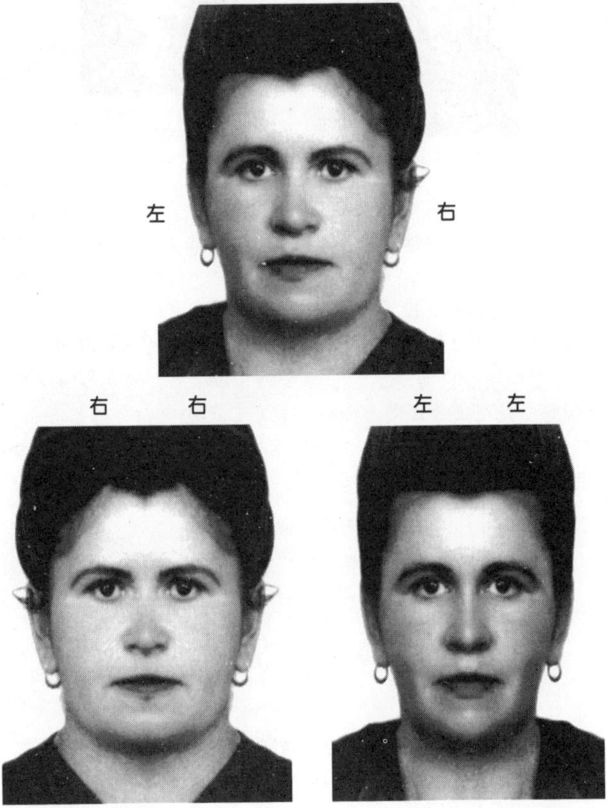

「私は、上の写真の右半分を二つくっつけたものでできています。」

「私は、上の写真の左半分を二つくっつけたものでできています。こちらのほうが本当の私らしいといわれます。」

中部視神経路：相対的な空間の場所

後頭葉から上側頭溝へとつながっている中部視神経路は、つい最近発見されたものです。まだよくわかってはいないのですが、この経路は、物と物との位置関係を判断するらしいといわれています。この神経路が壊れたときは、**同時失認**もおきます。つまり、一度に一つのものしか見えないということは、あるものを基点にして、他のものとの位置関係を認識することができない状態になるのです。この考えは、同時失認の多くの人たちが、自分がよく知っている環境でも「道を探す」のができないことをみればよくわかります。

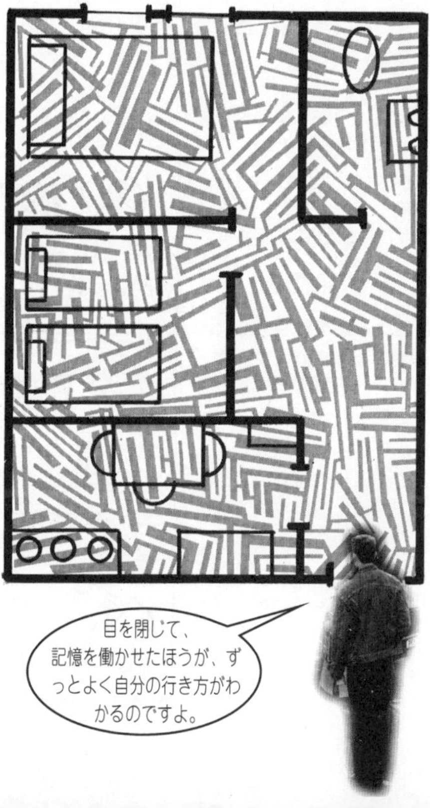
目を閉じて、
記憶を働かせたほうが、ずっとよく自分の行き方がわかるのですよ。

上部視神経路：頭頂葉損傷の場合

サルを使った実験で、後部頭頂葉にあるたくさんの細胞は、サルが、何かに**手を伸ばした**ときにだけ放電することがわかりました。この細胞は、ものに対して**動作する**のに必要な情報を暗号化して処理しているだけで、**認識**はしていないのかもしれません。たとえば、本を拾い上げるときに、知っていなければならないことはといえば（意識的ではなくても）、自分とその本のある場所との関係、本の大きさ、形と、どのぐらい重いかですね。

頭頂葉に傷を受けた**バリント**症候群の人たちは、ものを正しく認識することはできますが（これには、下部神経路が使われています）、正確に手を伸ばすことができないのです。この病気の人たちは、物をつかむときに、親指と人差し指を適当な間隔に広げられないことがときどきあります。

ポストの投函口のような細長い隙間に、手を入れてくださいといわれたとき、その隙間が、どのぐらい傾いているかを、正確に言うことはできるのですが、正しい角度に手首を曲げることができません。

下部神経路は、**意識的視覚**をとらえるのに大事なところです。上部の処理の流れは、視覚で導かれた動作に結びつくところであり、その動作は、ほとんどが無意識のものです。この二つの流れは、たぶん、大脳辺縁系と嗅脳皮質を経由して、おたがいがしっかりと連絡しているのです。しかし、この二つの流れの両方ともが、別々に働くこともできるという、驚くべき事実も、**形失認**の人の例から明らかにされています。

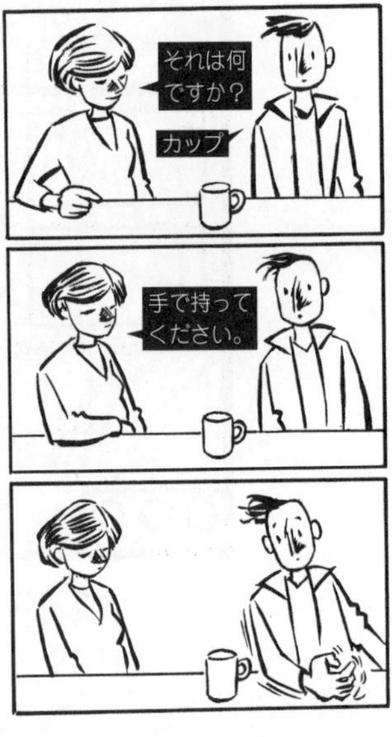

以下に述べる女性の場合は、光のひらめきもわかるし、色もきちんと判断できます。おもちゃの積み木のでこぼこした文字に触れれば、何という文字が彫ってあるかも難なく言うことができるのですが、次にそれを見たときには、何という文字かが全くわからなくなってしまうのです。それでも、この女性は物にぶつかることはないし、投げられたボールや棒を受け取ったりもできます。そして、ものに手を伸ばすこともできるし、それをつかむときには、自分の握り方を品物の形に合わせることもできます。

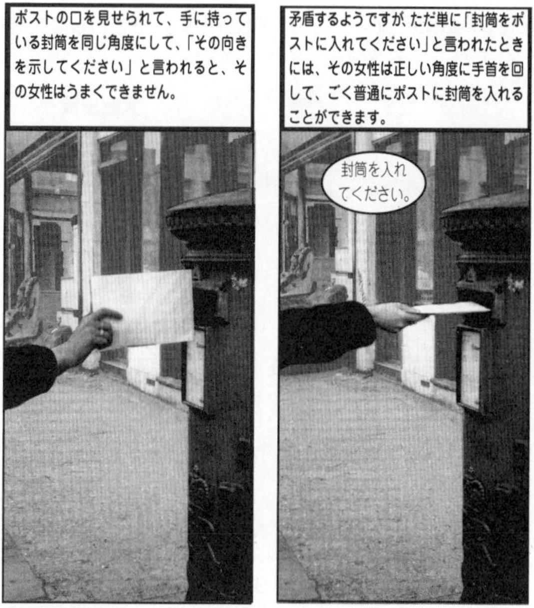
ポストの口を見せられて、手に持っている封筒を同じ角度にして、「その向きを示してください」と言われると、その女性はうまくできません。
矛盾するようですが、ただ単に「封筒をポストに入れてください」と言われたときには、その女性は正しい角度に手首を回して、ごく普通にポストに封筒を入れることができます。
封筒を入れてください。

これは上部の処理の流れが**深く考えずにする**行動を管理していることを表しています。しかし、この女性が、意識して、見た物を説明するとなると、上部、中部、下部の回路が、完全な状態で働いていなければできません。

この章では、視覚に関する知識のほんの一部を心と関連づけて話してきました。視覚系統は実に複雑な仕組みで働いているということがわかります。

心の空間

頭頂葉への傷、それも、特に**右側**の頭頂葉に傷を受けた場合、**空間認知能力**のいろいろのテストで障害がみられます。脳の右半分は、特に空間をとらえる領域であるという劇的な証拠が、**分割脳**［脳梁を切断する手術によって分離された左右両半球］と呼ばれる症状を持つ人たちを調べた結果得られました。この症状を持つ数少ないグループの全員に、ひどいてんかんがみられました。その発作は、**脳梁**にある2億もの神経線維を通って脳の片側から、他方へと広がっていきます。

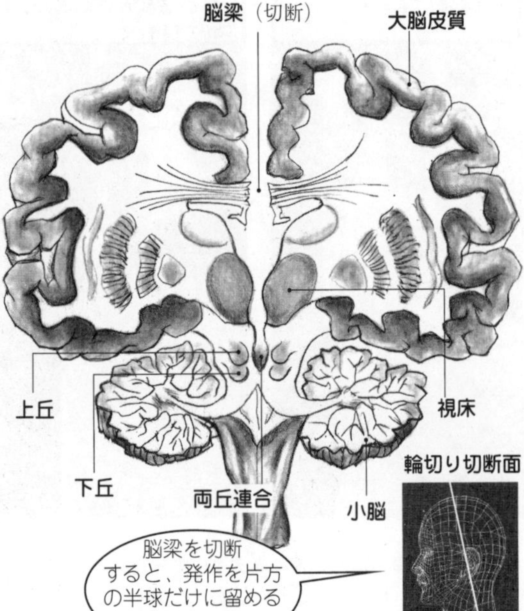

脳梁（切断）
大脳皮質
上丘
視床
下丘
両丘連合
小脳
輪切り切断面
脳梁を切断すると、発作を片方の半球だけに留めることができます。

その手術を行っても、その人の日常の行動には、ほとんど変化がみられないのですが、それでいて、はっきりと、発作の回数も減り、程度も軽くなります。

その手術を行うと、一つ興味深いことがおきます。それは、以前に右利きだった人が、手術後には、**左**手を使って描いたほうが、右手（利き手）よりはるかにうまく描けるようになっていることです。（しかし、どちらの手を使って描いても、手術前よりは、不器用になっています。）こうなるのは、RH が左手を動かし、LH が右手を動かしているからです。ふつう、脳の二つの半球は、脳梁を通じてその能力と知識をおたがいに共有しているので、右手の動きには、両方の半球がかかわっているのでしょう。

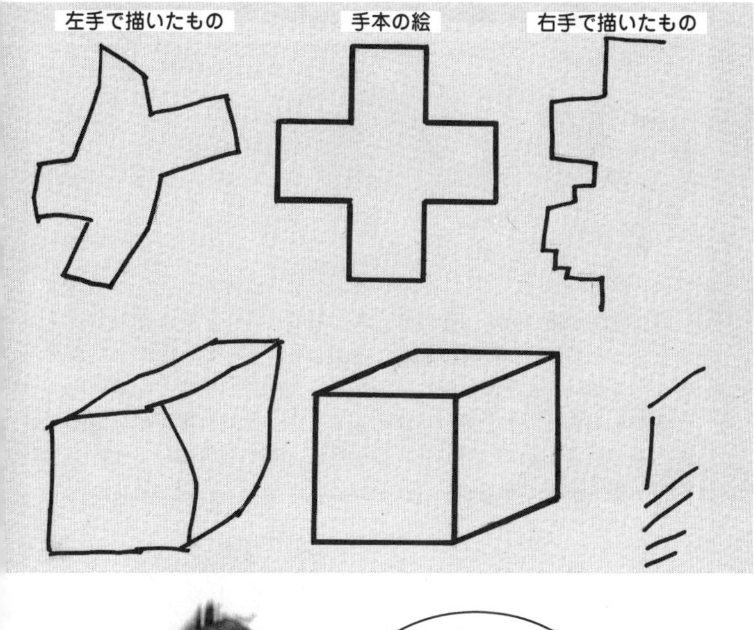
左手で描いたもの
手本の絵
右手で描いたもの

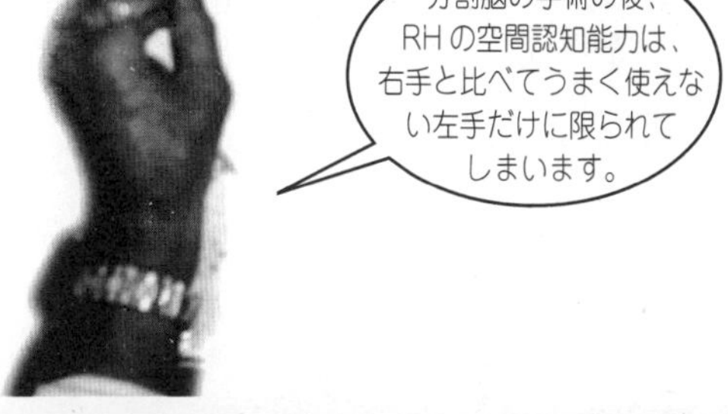
分割脳の手術の後、RH の空間認知能力は、右手と比べてうまく使えない左手だけに限られてしまいます。

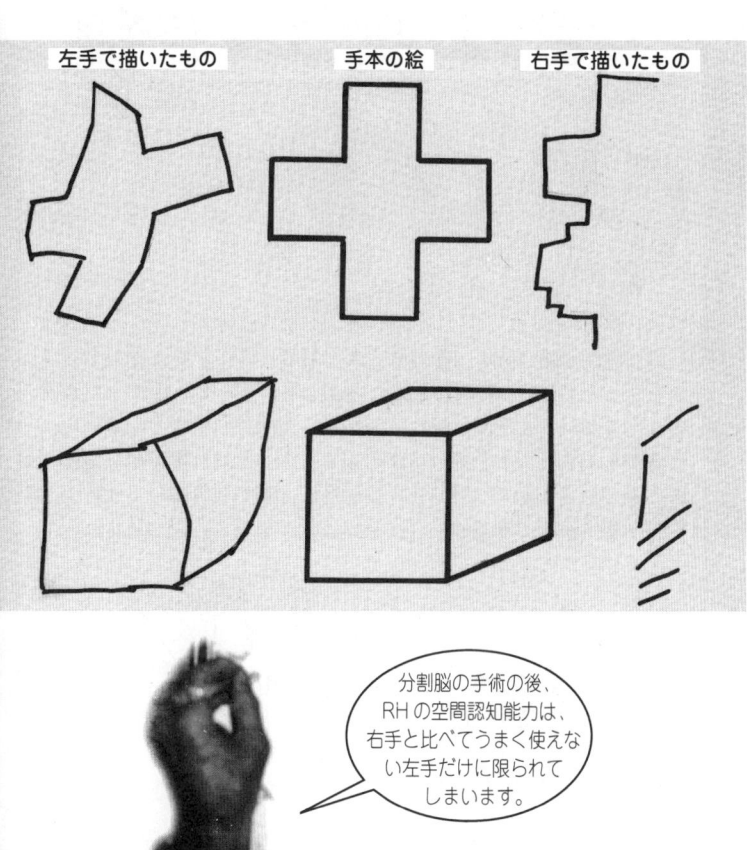

色のついたブロックを、特別な形を作り出すように並べるというテストで、RH が、手術後でもまだ、高度な空間認知能力を持っているということが明らかになります。分割脳の人は、右手よりも、左手を使えば、はるかに早く正しく並べます。

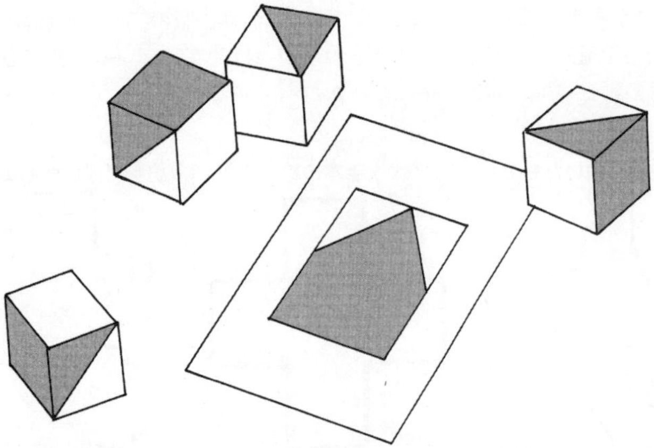

同じ理由から、RH に傷のある人たちで、このブロックのテストをすると、LH に傷のある人たちよりも、ずっと下手です。つまり、これは、**左空間無視**といわれる、空間認知障害の症状が現れるからです。この状態は RH の傷でおき、特に右頭頂葉に傷のある場合に著しいのです。(同じように、右空間無視は LH の傷でおきますが、そう多くありません。)

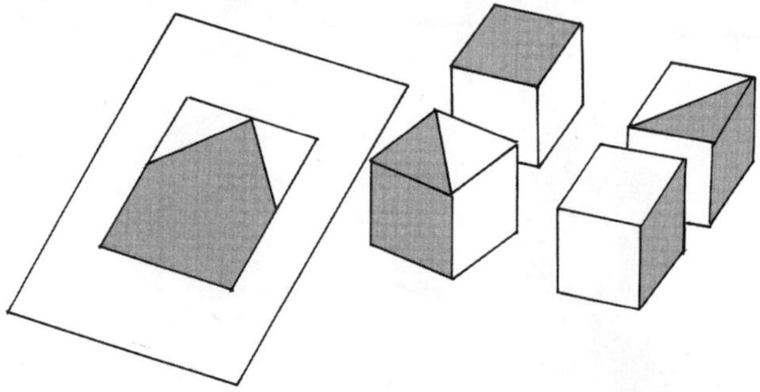

左空間無視の人は、洋服を着るのが自分の体の左側だけ難しかったり、お皿の左側に載っている食べ物を食べられなかったりします。ベッドの中でも、いつも、右側に寝返りをうつので、柵がないと落ちるかもしれません。

標準的な診断テストで、紙に書かれた線を縦線で全部消さねばならないとき、この症状のある人は左側にある線を消し残してしまいます。

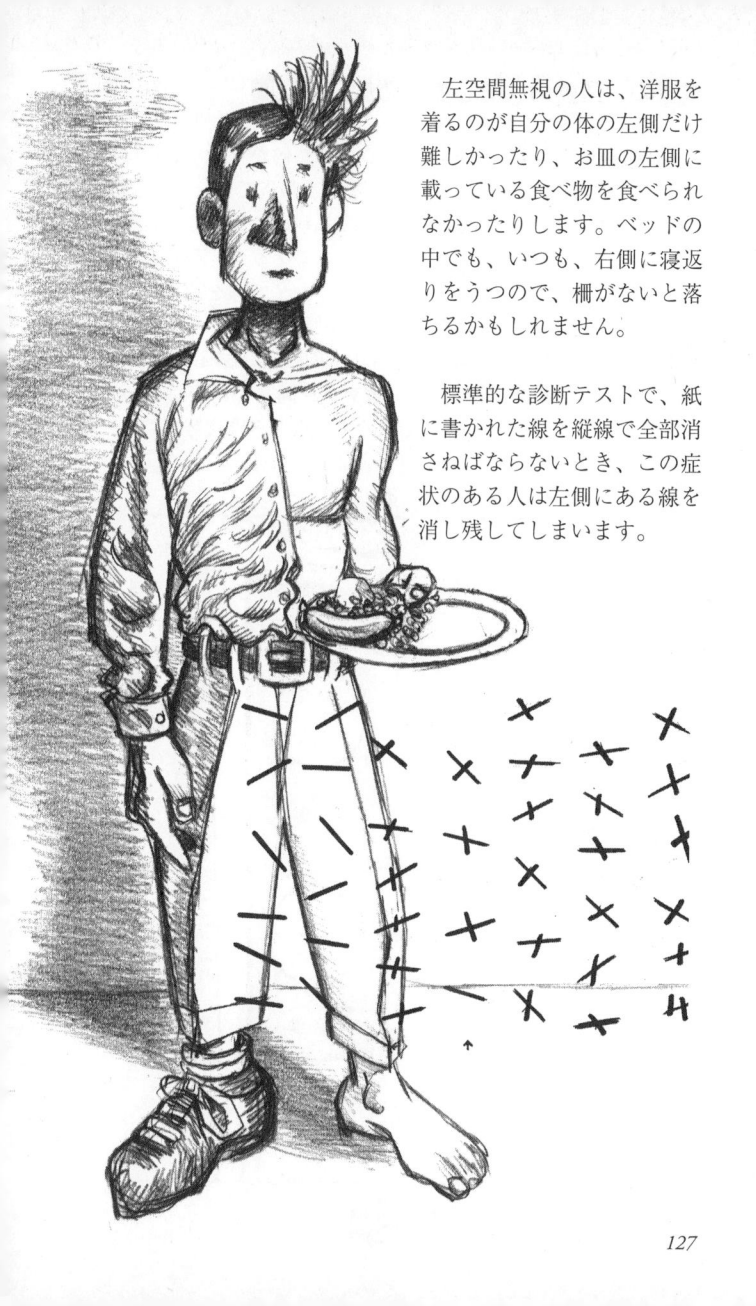

視覚の、運動の、そして、想像上の空間

空間無視の人たちはけっして、空間の左側が見えないわけではありません。左側で文字が光ると、それを報告できます。しかし、一般的には、左の空間を無視します。これは、この人たちが、左に対して注意するのが難しいからなのでしょうか、それとも、左側に簡単には動けないからなのでしょうか？　線を消すテストをうまくできないのは、これら二つともが原因だとわかりましたし、実験でも、この人たちには二つともに問題がありました。つまり、空間無視は、「**視覚の空間**」と「**運動の空間**」の両方におきているのです。これだけでも、もう充分すぎるぐらい複雑なのに、事態はもっと複雑になっていくのですよ！

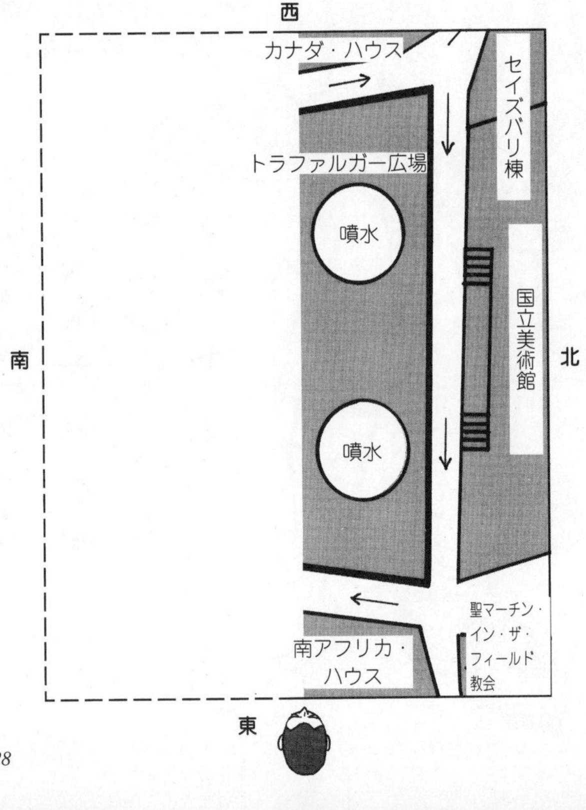

たとえば、この空間無視の人が、ロンドンのトラファルガー広場を東から見た様子を思い出して、記憶だけで、説明したり、描いたりするとしましょう。そうすると、その人は広場の左側全部（南側半分）を除外してしまいます。次に、西からみた様子を思い出すときには、さきほど省いたところを全部説明したり、描いたりできるのに、いま描いたばかりの北半分を全部除いてしまうのです。このことからも、空間無視は視覚と運動の空間だけでなく、**想像上の空間**にもあてはまるといえます。

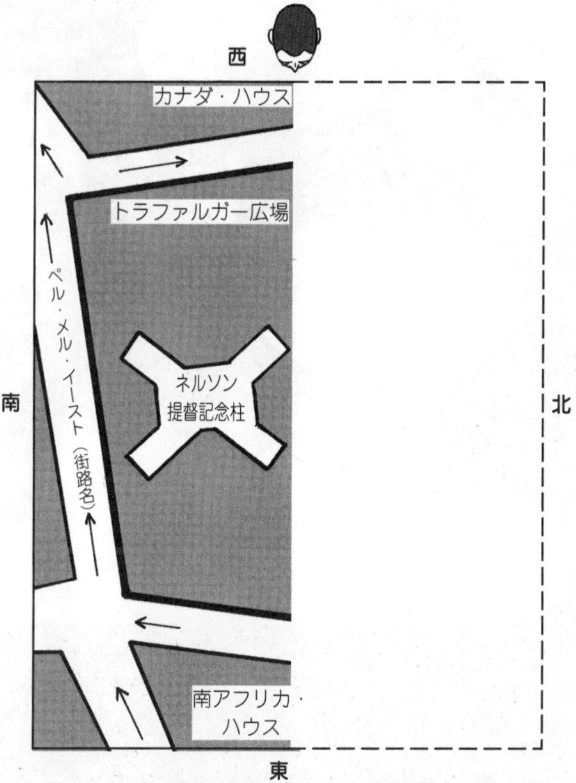

空間表示

こう見てくると、RH（特に右の頭頂葉）は、どうやら、**空間がどのようになっているか**を組み立てる役目をしているようですね。左空間無視の人は、違った種類の空間の組み立てをするテストでも、やはり、左無視の症状をみせます。

人間は、たくさんの種類の（いつもは無意識のうちに）空間組み立て能力を使っているようです。

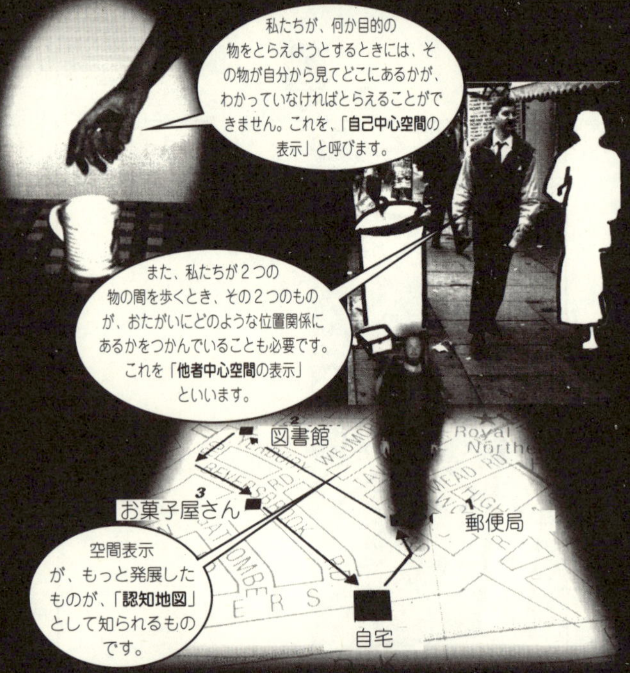
私たちが、何か目的の物をとらえようとするときには、その物が自分から見てどこにあるかが、わかっていなければとらえることができません。これを、「**自己中心空間**の表示」と呼びます。
また、私たちが２つの物の間を歩くとき、その２つのものが、おたがいにどのような位置関係にあるかをつかんでいることも必要です。これを「**他者中心空間**の表示」といいます。
2
図書館
3
お菓子屋さん
1
郵便局
自宅
空間表示が、もっと発展したものが、「**認知地図**」として知られるものです。

認知地図では、場所と目的地が描かれ、その間の道筋が示されています。認知地図には、いま目の前にはない、その場所のさまざまな情報も盛り込まれています。多くの動物が、ネズミでさえ、この認知地図を頭の中に持っています。

認知地図は大脳辺縁系の**海馬**に密接な関係があります。

海馬は、神話の海馬に似ていることから名づけられました。

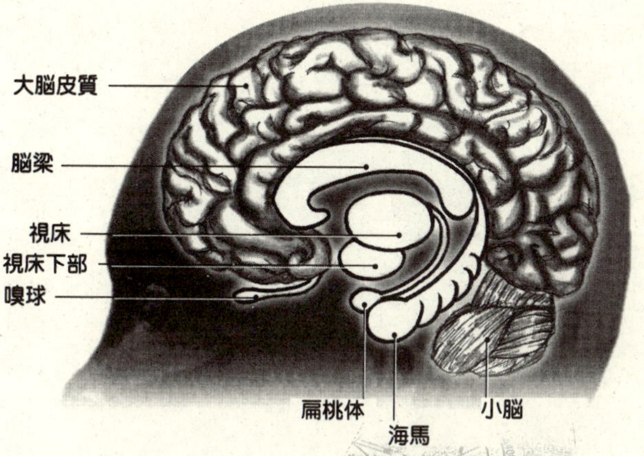
大脳皮質
脳梁
視床
視床下部
嗅球
扁桃体
海馬
小脳

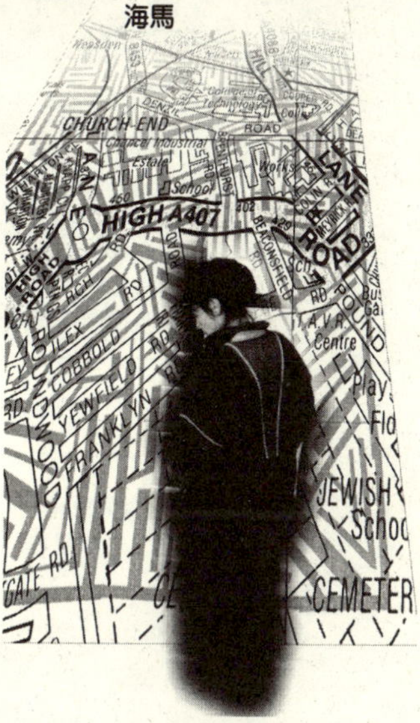
CHURCH END
HIGH A407
ROAD
LANE
ROAD
COBBOLD
YEWFIELD
FRANKLYN
JEWISH
School
CEMETER

海馬に傷を受けた人は、道順を探すのが苦手になります。何人かの人は、家の中なら、まだ、自分がよく知っている環境なので大丈夫なのですが、入院などで住むところが変わると、もうまったく方向がわからなくなってしまいます。

また、自分自身が、長い間に作り上げた認知地図を失ってしまい、自分の家の中で部屋から部屋へ動くのも難しくなってしまう人もいます。

心と脳が空間をつかむには、非常に複雑な仕組みがからんでいるのは、驚くばかりです。

注意と心

それでは、体が物質的外的空間で動くように、もしも、心が精神的内的空間で何か行動をおこした場合はどうなるのか、考えてみましょう。このことについては、注意についての現代の研究が、内の世界と外の世界とが非常によく似ていることを明らかにしています。

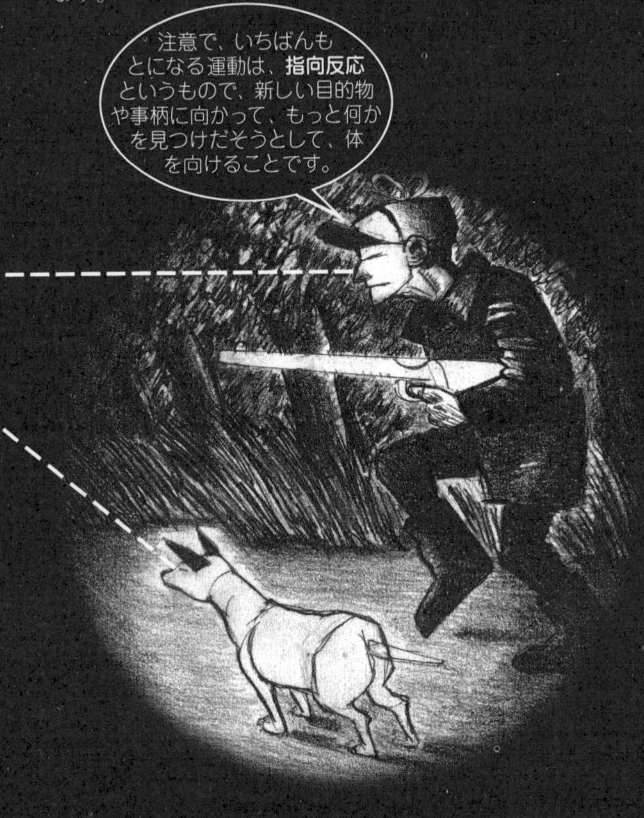

注意で、いちばんもとになる運動は、**指向反応**というもので、新しい目的物や事柄に向かって、もっと何かを見つけだそうとして、体を向けることです。

ある動物は、体全体を動かさずに、**感覚器官**だけを動かします。犬は、何か音がすれば、その方向に耳を傾け、その他の多くの動物は、目を動かして周りの変化に注目します。

人間や、霊長類のうちの少なくとも何種類かでは、注意するということを、純粋に精神面の動きだけでできるのです。私たちは、対象から離れていても注意を向けることができます。

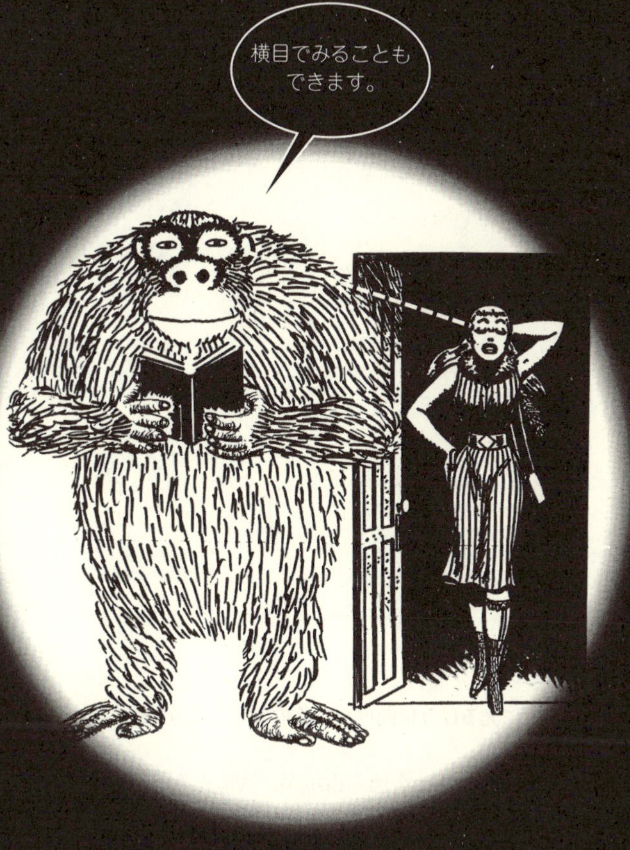
横目でみることもできます。

このように、精神だけで注意できるということが、人を欺いたり、過去の思い出にひたったり、未来をあれこれ想像したりできるような、私たちの能力の起源になったのかもしれません。

注意に関する実験

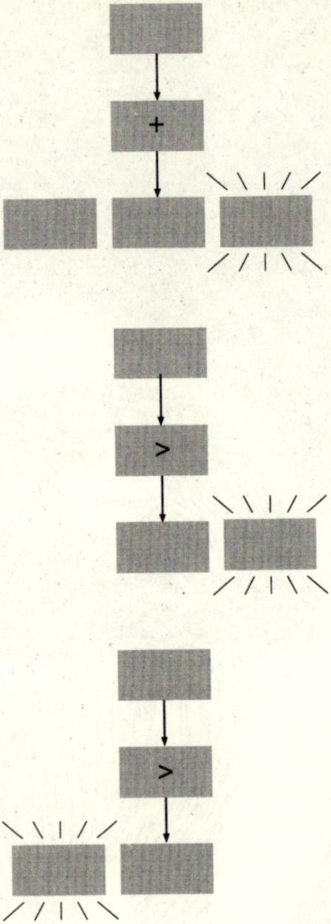

では、今度は、合図を出す実験で、注意しているときと、その注意がそれるときとを比べてみましょう。たとえば、モニター・スクリーンの真ん中の四角を注目させます。方向指示の合図（> か <）、または、どちらでもない無意味な合図（＋）が真ん中の四角に、瞬間的に現れます。

その後で、右の四角か、左の四角か、どちらかが光ります。その際に、できるだけ早く光ったほうのボタンを押させるのです。

それに対する反応時間を調べると、方向の合図が実際に次に光る四角を予告しているときのほうが、（＋）の合図が出たときよりも早いのです。

つまり、予告合図によって、注意が、**次に光るほうに向けられる**ので、反応が速くなるのです。

逆にいえば、もし、合図の指示が、次に光る四角と逆方向を指したときには、反応時間は、（＋）が出たときよりも遅くなります。この実験は、瞬間的な動きなので、目を動かして反応したのでは間に合いません。つまり、この実験の結果は、精神内での注意の動きを読み取ったものと解釈できます。

注意のネットワーク

空間の注意には脳のいろいろな領域（**頭頂葉、視床枕、上丘**）が、ネットワークを作って、かかわっているようです。脳の映像を見ると、人があれこれ注意をしたときには、頭頂葉の活動が活発になります。この頭頂葉の後ろに傷があると、注意できなくなります。

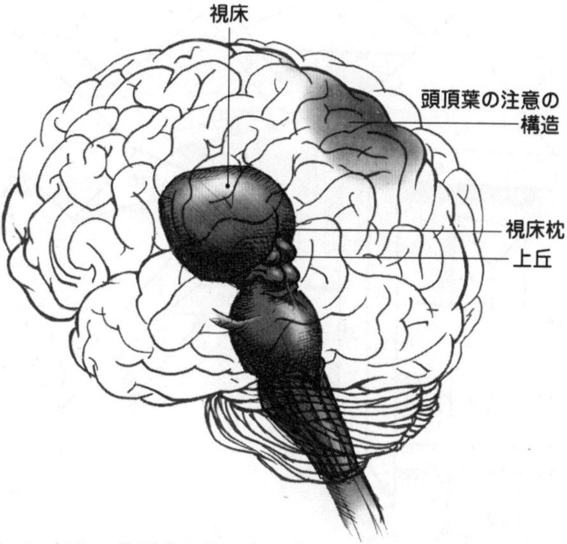

さて、何かに注目するということは、精神的にそれをとらえることです。今までは、物に**手を伸ばす**という空間の要素だけを考えてきました。そのほかにつかむという要素も、考えなければなりません。物に手を伸ばすとき、その手は、すでにつかもうとする物に合わせた形をしているでしょう。準備段階にあっても、手の形は上部視神経路で、無意識のうちに調整されているのです。

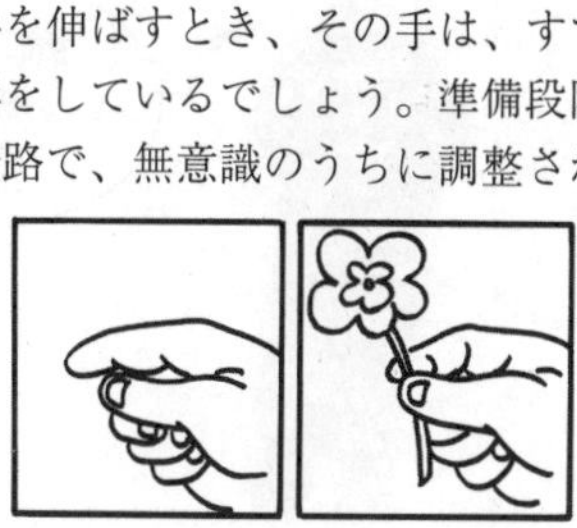

精神的にとらえるということ

何かを注視するときにも、心は無意識のうちに準備して物をとらえます。たとえば、下のいろいろな形をみてください。線や面が隠れていても、形がわかりますね。これは、ものの一つ一つを、3 次元の形で、みているからです。

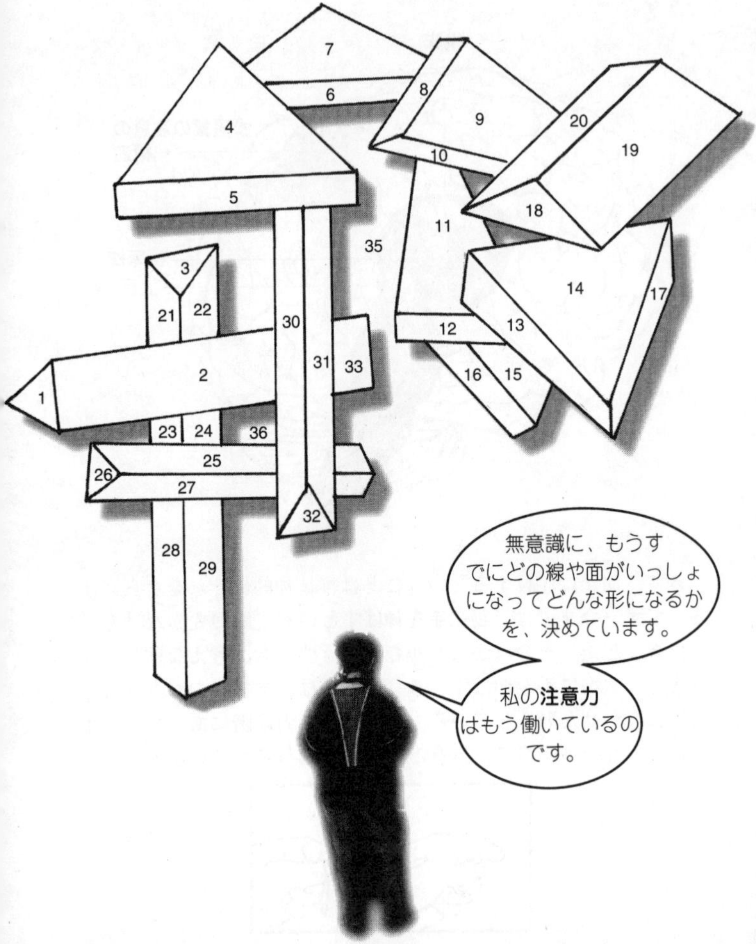
7
8
6
4
9
20
19
10
5
18
11
35
3
14
17
21
22
30
12
13
2
31
33
1
16
15
23
24
36
25
26
27
32
28
29
無意識に、もうすでにどの線や面がいっしょになってどんな形になるかを、決めています。
私の**注意力**はもう働いているのです。

注意を構成する、ものに手を伸ばす要素と、ものをつかむ要素は、「**空間基準の注意**」と「**物体基準の注意**」として知られています。左空間無視の症状の人に、1枚の紙に、左右二つのかたまりに分けて書いた線を消す作業をしてもらうと、この二つの注意の違いがよくわかります。

左空間無視の人は、線を描いた図が一つの場合には、図の中の左側の線を消し忘れます。それでは、図を左右二つに分けた場合はどうでしょうか? 普通に考えれば、右側の図にある線を全部消し、左側の図にある線をすべて消し忘れるだろうと推定します。ところが、実際には、下図の通り、二つの図とも、左端の線を消し忘れており、しかも消し忘れは左側の図のほうに多いのです。

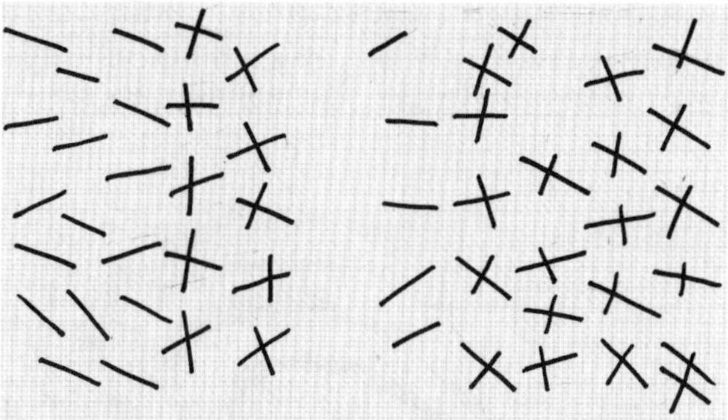

視野空間全体のうちの左半分を無視する「空間を基準にした無視」と、二つに分けられたそれぞれの図(物体)のなかのそれぞれ左半分を無視する「物体を基準にした無視」という、2種類の左無視の症状がこの人には出ています。この2種類の無視が働くので、左側の図の中の線はたくさん無視されて、消されないままに残りました。他方、右側の図は、「空間を基準にした無視」では無視されないので、線のほとんどが無視されずに、消されたのです。

現在では、上部処理機構(後頭から頭頂)への傷は、空間基準の無視をひきおこし、下部処理機構(後頭から側頭)への傷が、物体基準の無視の原因となっていると考えられています。

意識とは何でしょうか？

「意識」という言葉には、たくさんの意味があります。眠っているときは、**意識がありません**ね。でも、夢の中では、見たり感じたりする経験をして、**はっきりと意識しています**。「意識」の第1の意味は、「覚醒している状態」です。第2の意味は、「感覚的・感情的経験」です。

覚醒という意味での意識は、たくさんの脳幹の組織によって調整されています。その組織には、**脳幹網様体**、**橋**、**縫線核**、そして**青斑核**《せいはんかく》などがあります。網様体が刺激されると、もっとはっきりと覚醒した状態になり、網様体が壊れたときには、昏睡状態になります。それと対照的に、縫線核が壊れると、**不眠症**になります。これら網様体と縫線核との活動は、普通、青斑核と橋で調整されています。覚醒としての意識は、中枢部の神経網が監督しています。

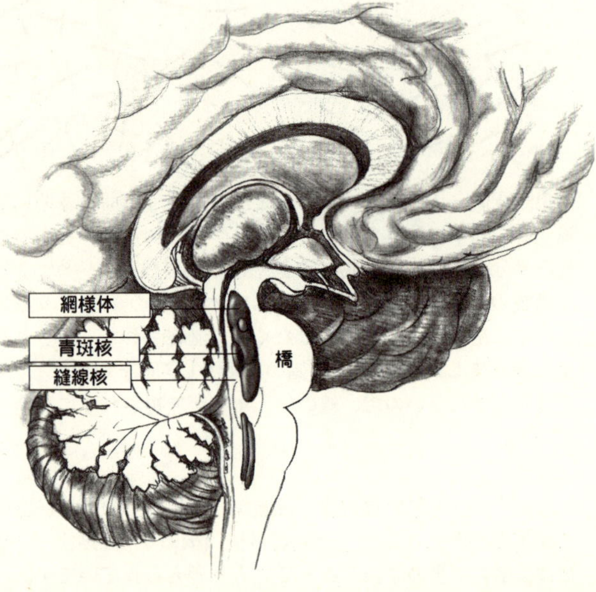

感覚的経験と見られている**意識**には、多くの謎があります。視覚野 V1 の特定の場所に傷を受けると、**暗点**という、島のように見えないところが視野のうちに現れます。もし、光が、暗点の中で光っても、暗点を持っている人には、その光が見えません。しかし、その暗点の外にある光なら、光ったことが普通にわかります。私たち全員が、目の中に盲点を持っていても自覚していないように、**暗点**のある人も、暗点を自覚していないのです。

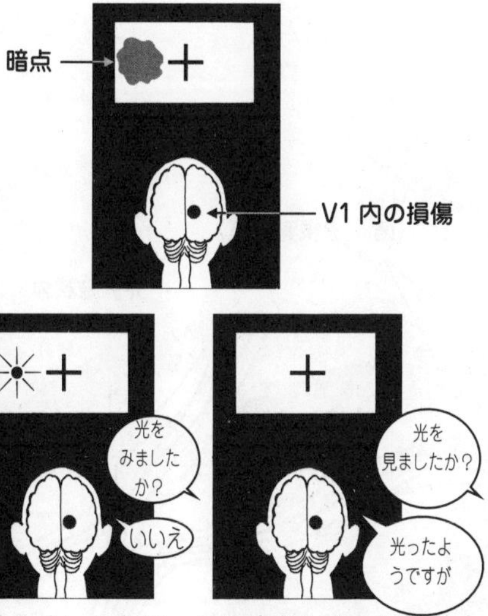

しかし、おもしろいことに、この暗点を持つ人たちは、暗点にある光を、見たと意識できないのですが、特別なテストをすると、そこで、光が光ったかどうかを正しく報告することができます。これを知らされても、暗点を持つ人たちは信じないのですが、もっと自分たちの能力を信じるべきでしょうね。

暗点を持っていても、水平線と垂直線を区別できるし、動いている物体と止まっている物体とを区別できます。しかし、それについて、「自分たちは単に推測しているにすぎない」と信じているのです。この見えないのに見えている奇妙な現象のことを、**盲目視力**と呼びます。

盲目視力（blindsight）

盲目視力は、神経線維がまばらであることが原因となっておきるもので、この場合の神経線維とは、外側膝状体から視覚野 V1 を迂回して、視覚野 V4 と V5 に到達している線維を指します。この神経線維の目的はまだわかっていません。確かなことは、意識して見るときには、V1 が無傷でないとだめですが、その一方で、視覚が調整している行動は、意識しなくても、できるのです。

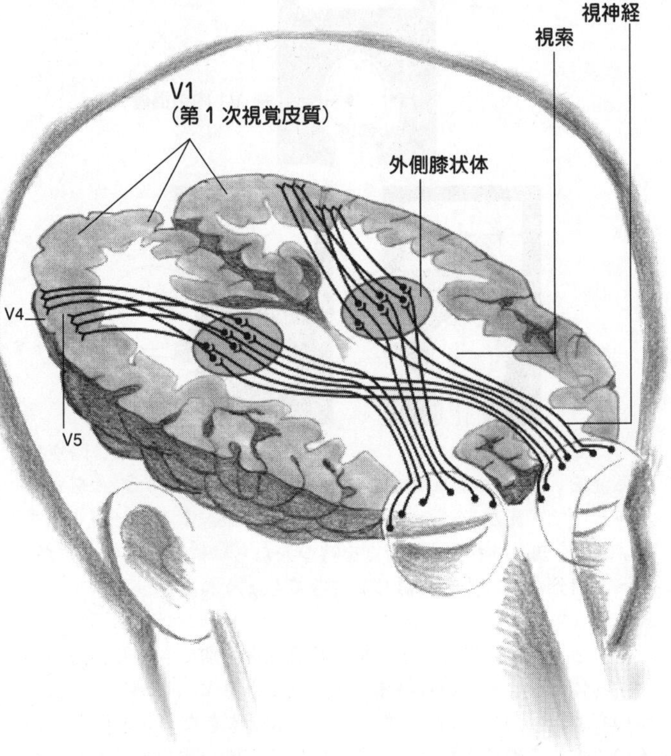

「意識の高揚」は、政治家や精神療法家のグループにみられ、そのグループの人たちは、演説を頼まれると、突然**「自我意識」**に悩まされることがあります——この二つの「意識」という言葉の使い方を見ると、「意識」は私たちの考えの内容に関連しているようです。意識の高揚は、私たちが圧迫を受けたことに気がついたときにおこります。自我意識は、意識の焦点が、他人から自分自身に移ったときに芽ばえるものです。

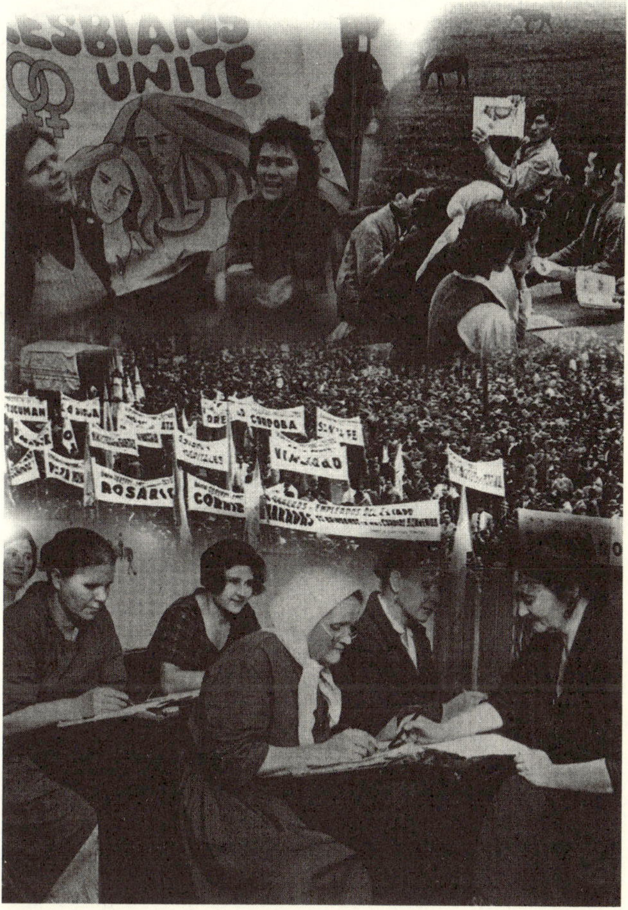

作動記憶（ワーキングメモリー）

自分で考えていることを意識すること、つまり、今、私たちの「心の中」にあることへの意識は、**作動記憶（working memory)** として研究されています。

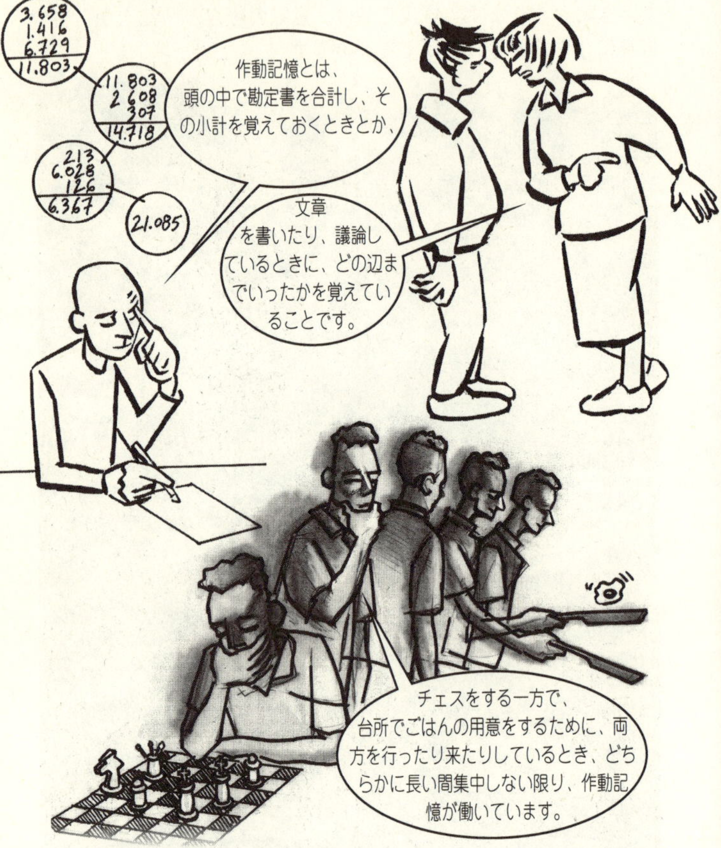
3.658
1.416
6.729
11.803
11.803
2.608
307
14.718
213
6.028
126
6.367
21.085
作動記憶とは、頭の中で勘定書を合計し、その小計を覚えておくときとか、
文章を書いたり、議論しているときに、どの辺までいったかを覚えていることです。
チェスをする一方で、台所でごはんの用意をするために、両方を行ったり来たりしているとき、どちらかに長い間集中しない限り、作動記憶が働いています。

作動記憶は、仕事を計画したり実行したりするときに必要な情報を、短い間記憶し、仕事を処理しています。それには、三つのシステムが関係しています。いちばん重要なのは、**中央執行部**、つまり決定権者で、他のシステムは従属して働いています。

その一つ、**視覚空間系**は、空間の関係についての限られた情報を扱っています。

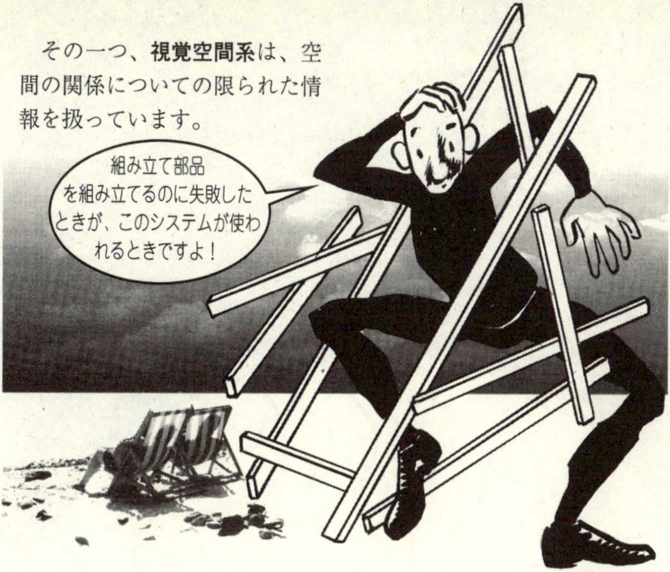
組み立て部品を組み立てるのに失敗したときが、このシステムが使われるときですよ！

聴覚系の働きによって、限られた数の言葉を記憶しておいて、その言葉を並べかえてもっとわかりやすい文や語句にしたり、その意味を理解したりできるのです。

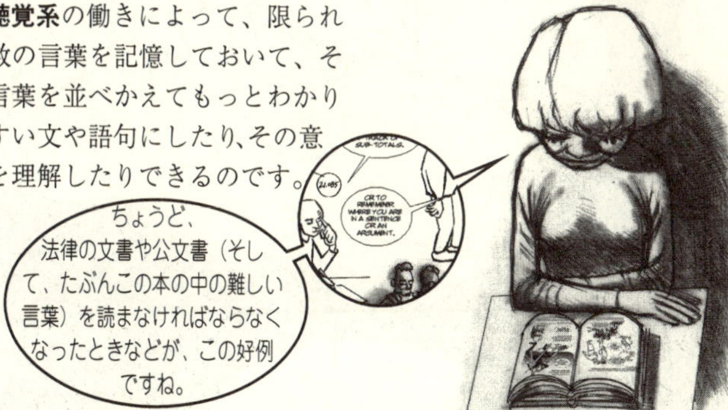
ちょうど、法律の文書や公文書（そして、たぶんこの本の中の難しい言葉）を読まなければならなくなったときなどが、この好例ですね。
OR TO REMEMBER WHERE YOU ARE IN A SENTENCE OR AN ARGUMENT.

近年、脳の映像、機能障害患者の観察や、電極を使った記録、などの研究によって、次のことがわかってきました。

・LH のたくさんの領域が言語的作動記憶の働きをしています。
・RH のたくさんの領域が空間的作動記憶の働きをしています。

この両方の場合とも、前頭葉皮質が活動しています。

第 46 野にある中央執行部

前頭皮質のいろいろな領域は、それぞれ異なった仕事に関係しているようですが、そのうち１ヵ所だけが、全部の仕事に共通に関係しているようです。**第 46 野**として知られているところが、**中央執行部**らしいのです。

作動記憶には、大脳皮質全体が使われます。

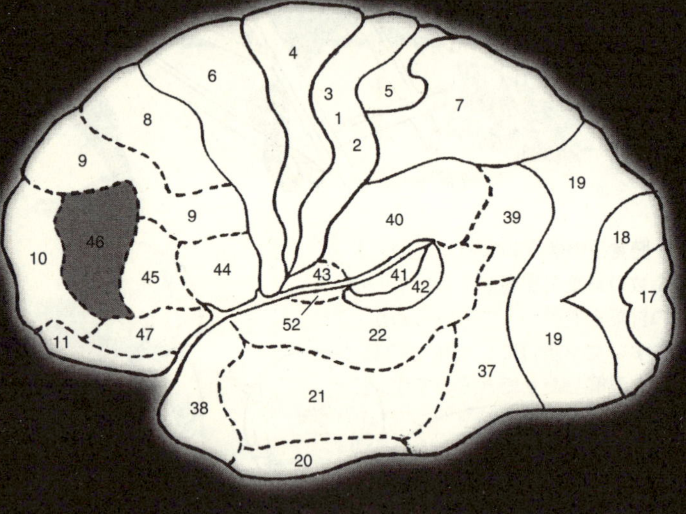

つまり、「心の中にある」ものという意味での「意識」は１ヵ所だけにあるのではありません。

第 46 野は、考えをまとめたり、仕事をあれこれ切り替えるときに、活動します。ところが、意識の内容となると、どちらの大脳半球のどの領域が、そのときの仕事に関係しているかによって決まるのです。

つまり、両方の半球の前額部大脳皮質に、それぞれ第46野があるので、分割脳の人は、2つの意識を持っている（ように見える）のです。

たとえば、左にスプーン、右にリンゴの絵が、同時に瞬間的に示されたとします。もし、分割脳の人に、「何を見たか言ってください」と聞けば、言語のLHが、「リンゴ」と答えます。LHの視覚領域、言語領域と、第46野が共同してこの答えが出ます。もし「見たものを左手で書いてください」と言えば、「スプーン」と書くでしょう。この場合はRHの視覚域、運動域、そして第46野の間で、共同作業が行われているのです。

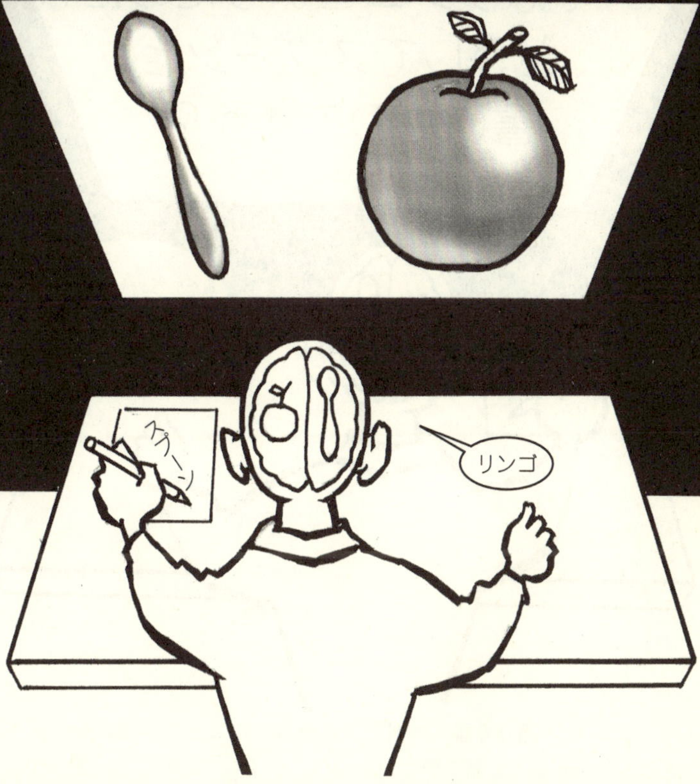

語り意識

それでは、もし、分割脳の人が、「この二つの矛盾した答えを説明してください」といわれたら、話すLHに、問題が出てきます。LHもその人も、どうしてRHが、左手に「スプーン」と書かせたのかわかりません。この**困った**状態になるのを避けようとして、LHもその人も、何か説明をしようとして、想像上の経験を作り出すことになります。

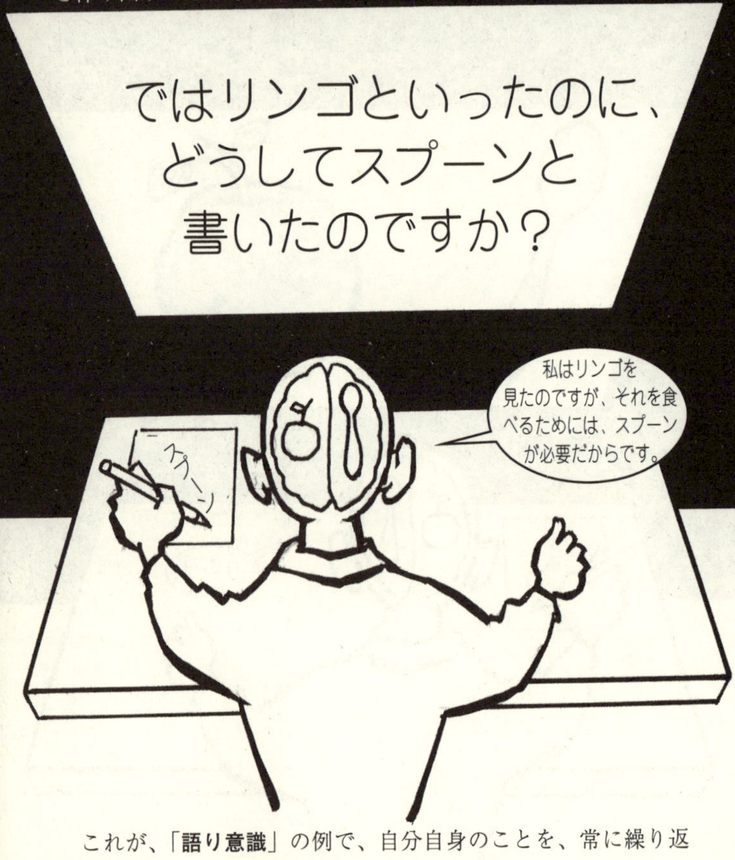
ではリンゴといったのに、どうしてスプーンと書いたのですか？
スプーン
私はリンゴを見たのですが、それを食べるためには、スプーンが必要だからです。

これが、「**語り意識**」の例で、自分自身のことを、常に繰り返して、修正して、話すのです。

自由意志と前頭葉

ペンフィールドが、意識のある患者の皮質運動野を、手術中に刺激したとき、患者たちは、自分ではしようとしていなかったのに、自分の意志のない運動を経験したと言いました。

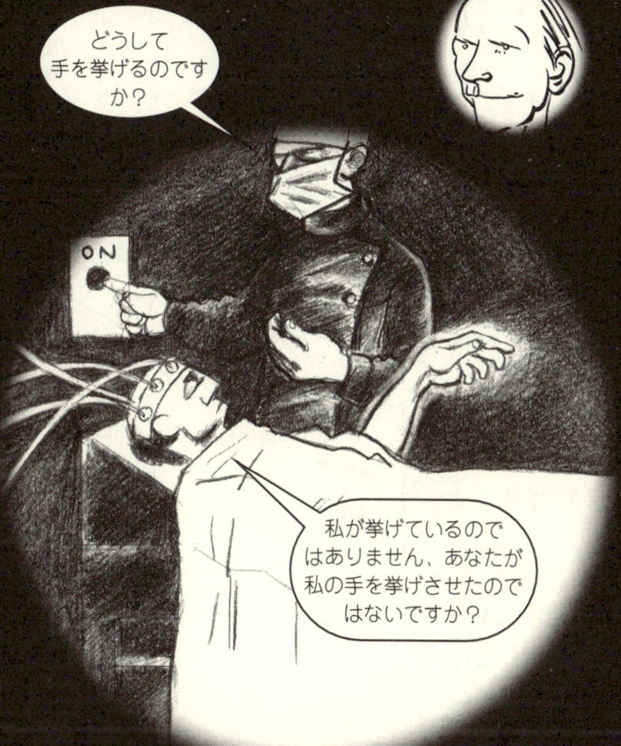
どうして手を挙げるのですか？
ON
私が挙げているのではありません、あなたが私の手を挙げさせたのではないですか？

運動野は前頭葉（FL）の後部にあります。そこは、皮質から始まった運動を実行するところで、運動の章で説明した皮質下や脊髄からおきる運動とは神経興奮の向きが逆です。しかし、運動野は、「意志の座」ではないことを、ペンフィールドは、患者たちの証言によって明らかにしました。

反応運動

運動皮質の前のところが、**前運動野皮質**と**補足大脳皮質**です。この二つの領域は、運動野が行う運動を**選びます**。

前運動野皮質は外からの刺激に対して反応する運動を選びます。

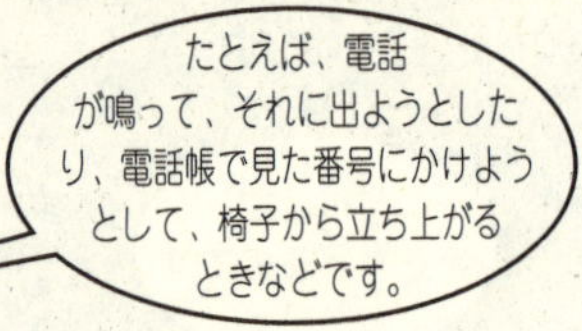
たとえば、電話が鳴って、それに出ようとしたり、電話帳で見た番号にかけようとして、椅子から立ち上がるときなどです。

補足大脳皮質は、内からの刺激に対して反応する運動を選びます。

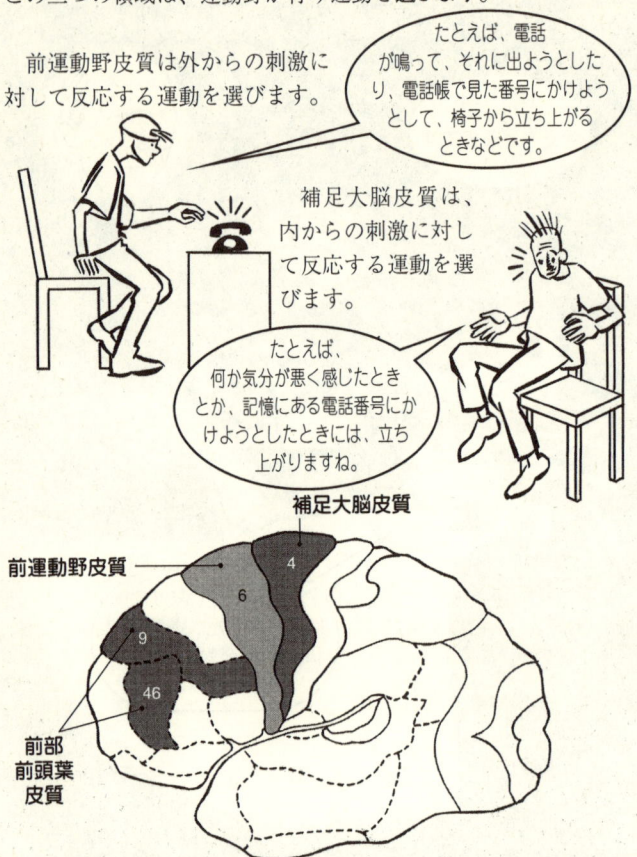

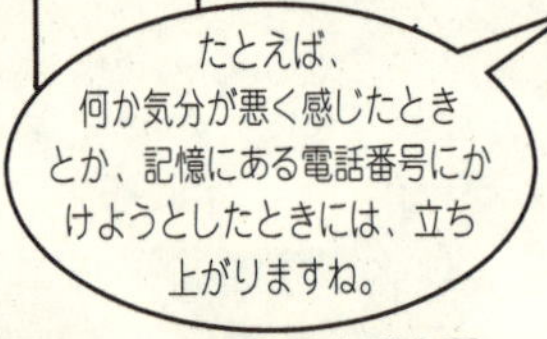
たとえば、何か気分が悪く感じたときとか、記憶にある電話番号にかけようとしたときには、立ち上がりますね。

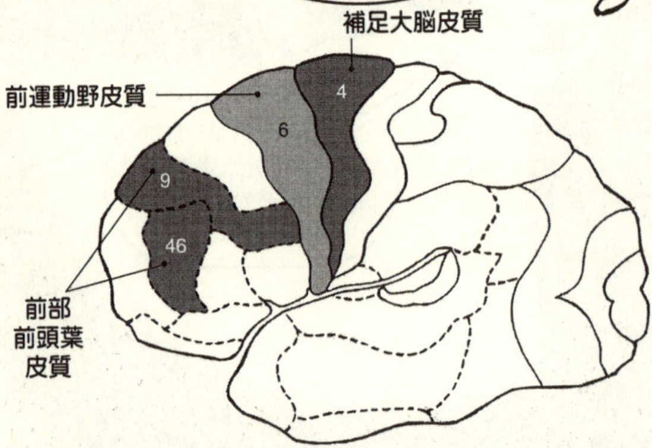
補足大脳皮質
前運動野皮質
4
6
9
46
前部前頭葉皮質

前運動野皮質と補足大脳皮質の前部には、**前部前頭葉皮質**（ずい分と変な名前のつけ方ですが）があります。この部分はたくさんの場所とつながっていて、ここから信号が出たり入ったりしているのです。頭頂葉と側頭葉から出ている、上部と下部の視神経路も、ここで終わっています。

前頭葉の損傷がもたらすもの

第46野がある、前部前頭葉皮質の役目をうまく説明するのは、難しいことです。その機能には、行動、記憶を**時間順に並べる**ことも含まれています。たとえば、前部前頭葉に傷のある人が、一連の運動［たとえば、手を頭、腹、胸の順に当てる］をまねるように指示されたとき、正しい動きはするのですが、順序を間違えて運動をします。

また、その人たちは「**運動固執**」（異常な反復行動）とも、「行動の**固定**」ともいわれる症状を示します。これは、「ものの使い方テスト」という、一つのもの（たとえば新聞）のいろいろな使い方を考え出すテストをしたときに、見られます。

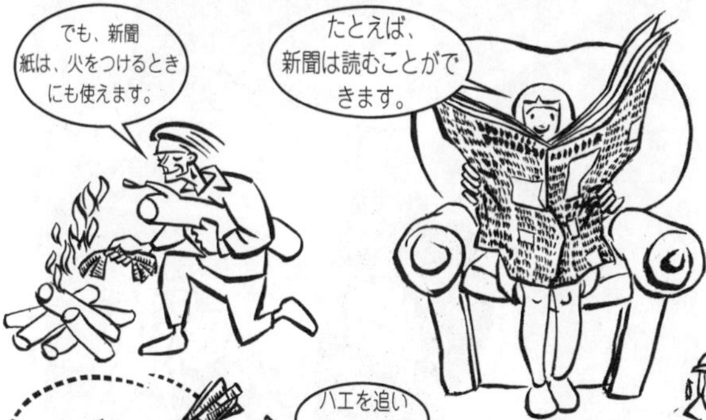
でも、新聞紙は、火をつけるときにも使えます。
たとえば、新聞は読むことができます。

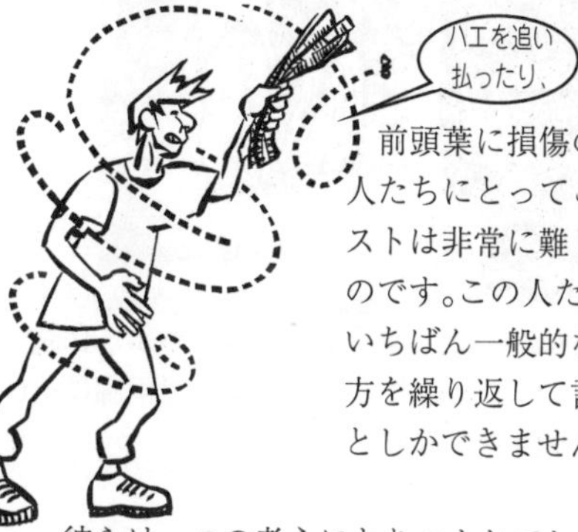
ハエを追い払ったり、

前頭葉に損傷のある人たちにとってこのテストは非常に難しいものです。この人たちは、いちばん一般的な使い方を繰り返して言うことしかできません。

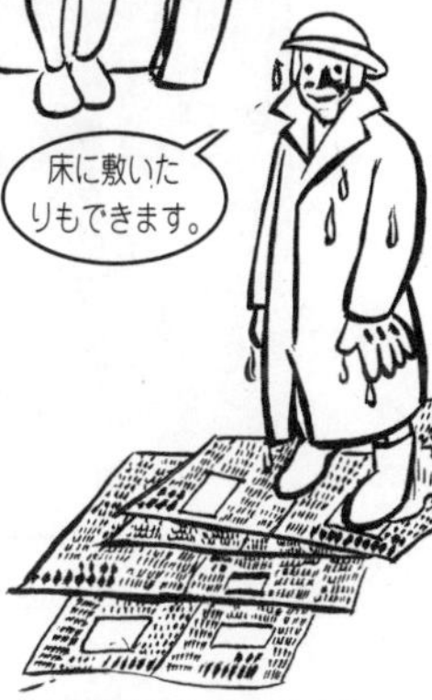
床に敷いたりもできます。

彼らは一つの考えにとりつかれてしまい、一番単純な答が口から出てしまうのです。

前頭葉の損傷と好ましくない反応

環境に触発された行動においても、不必要な反応を抑えることができない例も見られます。前頭葉（FL）に傷のある人は、社会的にはどんなにそぐわない場面でも、決まりきった方法で対応してしまうことがよくあります。たとえば、歯ブラシを見つけると、それが自分のものでなくても洗面所でなくても、その歯ブラシで歯を磨いたりするでしょう。

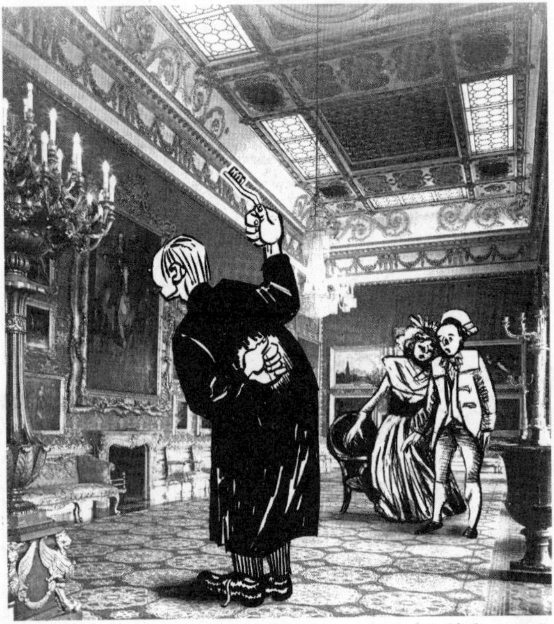

よその家に行ったときにも、壁にかかっている絵をつぶさに眺めて、その絵について、いろいろと御託を並べ、まるで画廊にその絵がかかっているように値踏みするのです。

自分の行動がおかしいと指摘されると、混乱したり、作り話でその行動を説明したりします。

FLの壊れた人たちは、環境に支配されるので、計画をたてたり、そのとおりに実行したりするのが困難です。考え方や行動の一連の流れが、それに関係のない事柄によってじゃまされるために、わきにそれてしまいます（この症状は精神分裂症の患者と同じです）。また、この人たちは、記憶にも問題があります。思い出すことに戦略を要するような場合、たとえば、証人として弁護士の質問に答えるときなどに、問題があります。

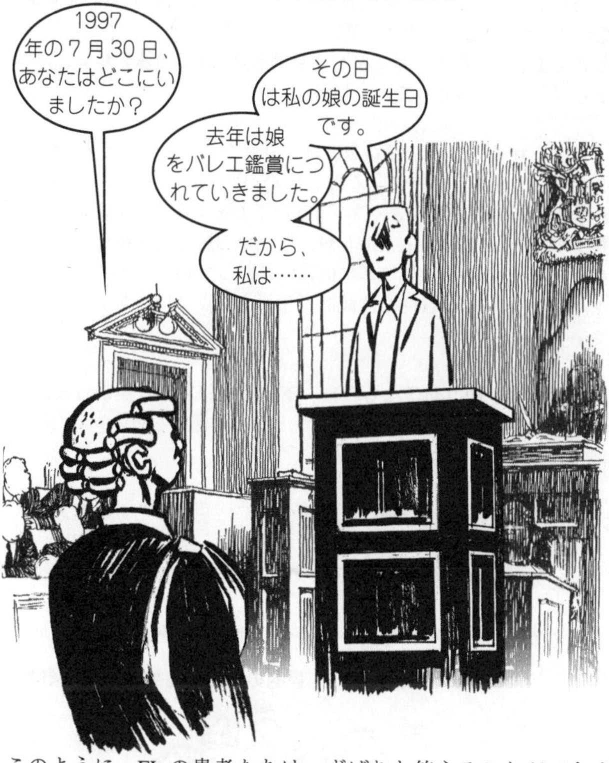
1997年の7月30日、あなたはどこにいましたか？
その日は私の娘の誕生日です。
去年は娘をバレエ鑑賞につれていきました。
だから、私は……

このように、FLの患者たちは、ずばりと答えることができません。そして、自分たちや、他の人たちのことにも、驚くほど無関心です。これは、知性に関係なくおきることです。事実についてとか、論理的な質問にはきちんと答えられるのですが、自分から会話を始めたり、何かについて話し始めたりはできません。

自由意志とは何でしょうか？

霊長類、そのなかでも、特に人間には、大きなFL（前頭葉）があります。ここまで、FLには計画をたてたり、不必要な行為を抑えたりする役目があることを話してきました。それでは、FLこそが、今まで捜し求められてきた「**意志の座**」なのでしょうか？

ウイリアム・ジェームズ（1842−1910）は、**意識的に目的を想像し、意識的にそれを達成しようと望むこと**で、自由意志の感覚を得られる、と考えました。私たちはこれに、**目的を達成する方法を知る**ということを、もうひとつ足してみましょう。

目的を達成する方法を知るには、計画をたて、そのとおりに注意を集中しながら、実行できなければだめですね。明らかに、FL、それも、前部前頭葉皮質が、このようなことをするのに重要な部分となります。FLに傷のある人たちが、自分から進んで動かないのをみても、FLが意識的な欲望に基本的にかかわっているのがよくわかります。しかし、FLは目的を意識的に想像する点では、あまり役にたっていません。

目的を視覚的に想像するのは、下部視神経路の後頭から側頭の領域です。目的達成のために何かをするという運動を想像するのは、上部視神経路の頭頂から前頭の領域です。

自由意志から出た行動は、自我の指示に基づいたものだということは、すでに見たとおりです。この働きは、左のFLと同じように、左側頭葉の言語領域でもみられます。

明らかに、意志のある動作の場合には、たくさんの脳の領域がいっしょに働いています。

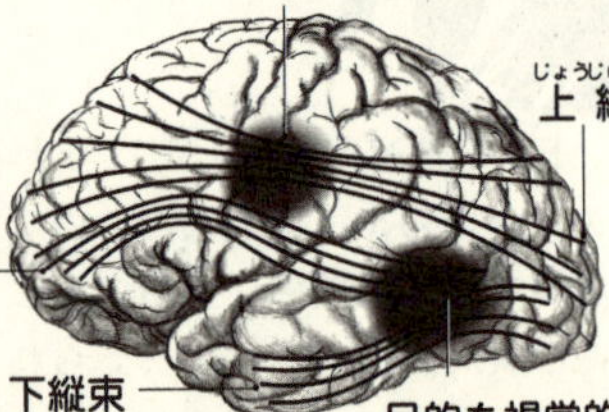
目的のある運動を想像する領域
上縦束《じょうじゅうそく》
下後頭
前頭路
下縦束
目的を視覚的に想像する領域

たぶん、自由意志のことを考えるのには、ホメロスの『オデュッセイア』が好例でしょう。

トロイアからの帰途、オデュッセウスは、魅惑的な歌声で船乗りを岩場に誘い込むという、海の精セイレーンの歌声をどうしても聞きたいと思いました。そこで、仲間に頼んで、自分を船のマストにくくりつけてもらい、仲間の耳を蠟《ろう》でふさいで準備したのです。セイレーンは、難破した船の破片があちこちに浮いている岩場で待ち受けていました。しかし、セイレーンの誘惑する歌声も、オデュッセウスの上陸を命じる声も一時的に聞こえなくなっている船乗りたちは、航路を正しくとり、その岩場を無事に通り抜けることができました。

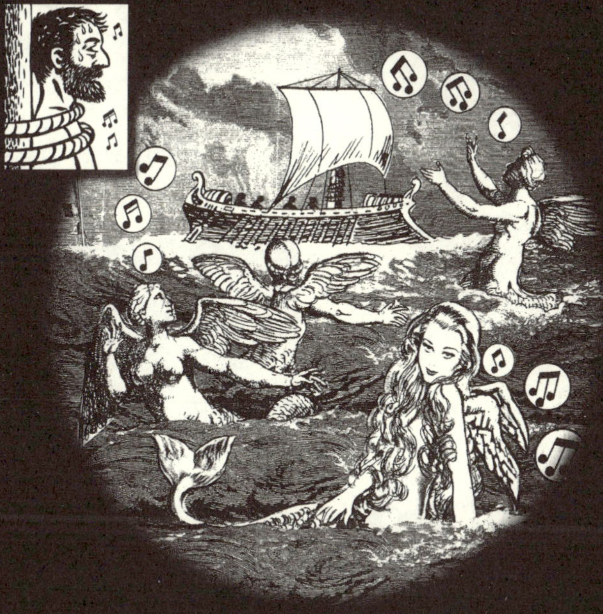

欲望が大きい場合には、それを抑えるだけの力が前頭葉にはないということがオデュッセウスにはわかっていたのです。こうして、彼はセイレーンの歌を聞くこともでき、至上の喜びを経験したのです。

自我

いろいろな要素が、自我という感覚を作ります。

社会的自我は、その人が属しているグループ特性を合わせたものです。

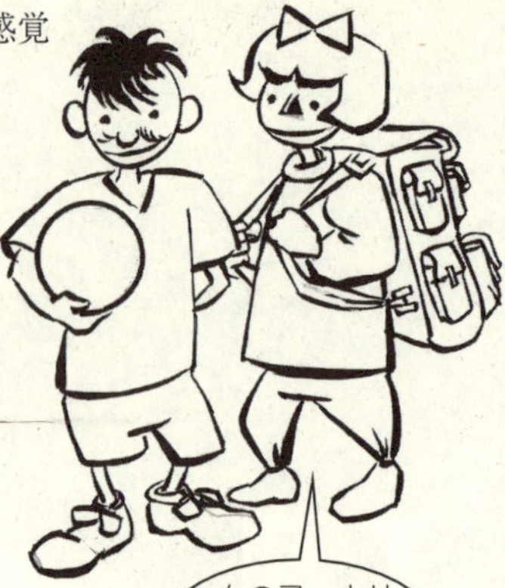
男の子、イギリス人、フットボールのファン。
女の子、キリスト教徒、バックパッカー。

個人間の情動的自我は、関係によって創り出されます。

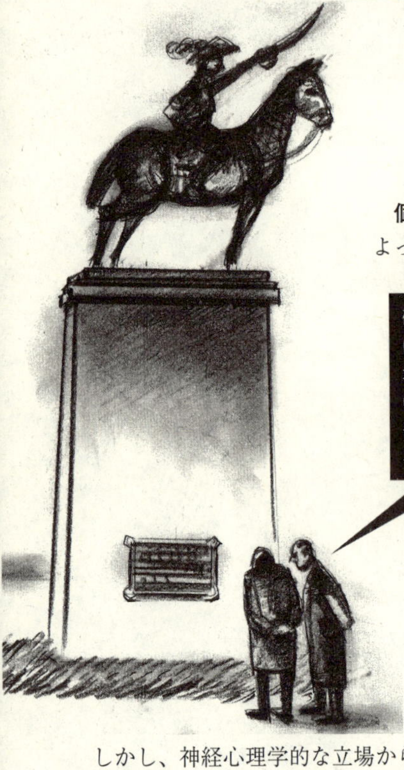
碑銘によると、彼は、すばらしい狩猟家で、勇敢な探検家、戦場では雄々しい指揮者で、世界中に有名な政治家であったが、母親にとっては期待はずれの息子だったようだ。

社会的自我と情動的自我という、この2種類の自我のどちらもが、神経心理学の研究の範囲をはるかに超えたものです。

しかし、神経心理学的な立場からみると、認識自我、すなわち**語り自我**については、もっとはっきりしたことがわかっています。

分割脳の人が、言語脳と呼ばれる左半球で、LH と RH の両方が調整している行動を説明しようとするとき、その状況は、私たちみんながおかれている状況をよく示しています。

私たちは、たとえ、自分の行動が自分にもよくわからないとしても、自分の行動を説明しなければなりません。この説明は、自分固有の文化に受け容れられている語りの言葉で表現されることになります。

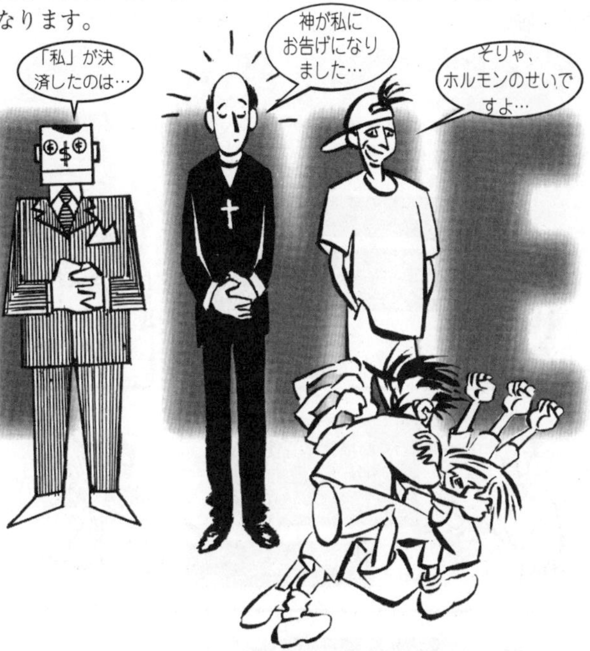
「私」が決
済したのは…
神が私に
お告げになり
ました…
そりゃ、
ホルモンのせいで
すよ…

語り自我に共通するのは、「**私の名前**」、「**私**」、そして、「**私に**」という、自分を表す3つの言葉です。

語り自我には、LH の言語領域、その他の多くの皮質と、皮質下の言語領域が関係しているのです。語り自我は、話の記憶とは切っても切れない関係にあります。つまり、自分の生きてきた記憶は、脳の中のいたるところに焼き付いているので、この**語り自我**には、脳の領域全部が必然的に関係することになります。

自我の喪失

健忘症の人は、当然のことながら、語り自我が壊れています。20年も前の出来事は思い出せるのに、5分前のことが思い出せないというように、健忘症の人は、その傷を受けたときや、病気が発症したときの、語り自我のままで記憶力が停まってしまうのです。FLに傷のある人もそうでしたが、自分の周りの異常なことや、矛盾していることなどを、つじつまをあわそうとして、**作り話**をするようになるのです。

これは、入院している健忘症の人が、自分はまだ薬局で働いていると思っている例です。

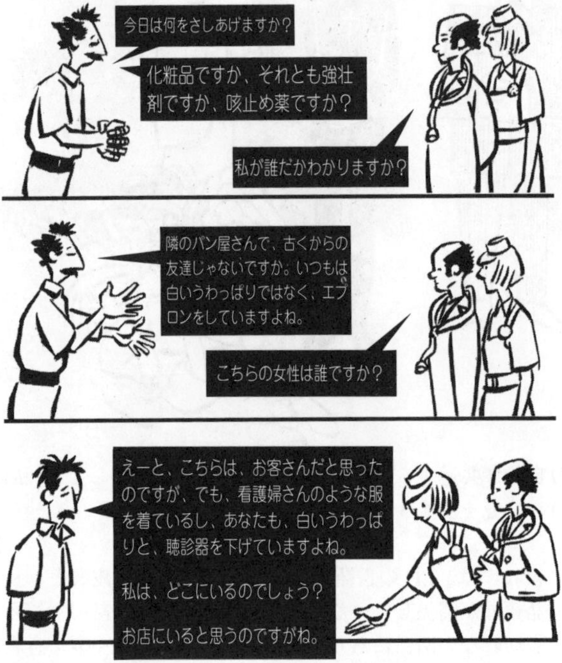

今日は何をさしあげますか？
化粧品ですか、それとも強壮剤ですか、咳止め薬ですか？
私が誰だかわかりますか？
隣のパン屋さんで、古くからの友達じゃないですか。いつもは白いうわっぱりではなく、エプロンをしていますよね。
こちらの女性は誰ですか？
えーと、こちらは、お客さんだと思ったのですが、でも、看護婦さんのような服を着ているし、あなたも、白いうわっぱりと、聴診器を下げていますよね。
私は、どこにいるのでしょう？
お店にいると思うのですがね。

このように話を作るのは、語り自我を維持し、更新しようとするからです。

身体自我（または、**固有受容自我**ともいいます。P.86を見てください）もまた、脳の中のいろいろな場所にあります。それは、感覚皮質、視床、小脳を含んでいます。この身体自我というものはほとんど無意識のものです。私たちは、それを失ったときに初めてその存在に気づきます。普通の人にとっては、身体自我が失われた感じというのは、歯医者で麻酔注射を打たれたときの不思議な感じや、ちょっと足がしびれたときの感覚というようなものでしかありません。ところが、固有受容自我を永久に奪われてしまった人たちは、ひどい自我喪失感に悩むことになります。

この喪失は簡単に言葉で表すのが難しいのですが、1人の女性が、肌にあたる風を感じて得る喜びに、それがよく現れています。彼女は固有受容自我を失ってしまっているのですが、まだ肌で、温度や、痛さ、そして、いちばん大事な触れるという感覚を失っていませんでした。

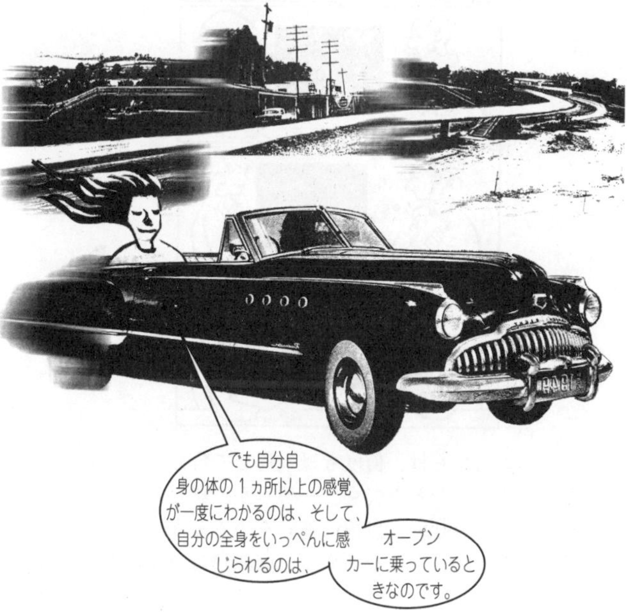
でも自分自身の体の１ヵ所以上の感覚が一度にわかるのは、そして、自分の全身をいっぺんに感じられるのは、
オープンカーに乗っているときなのです。

自我がなくなっていることを認めない（病態失認）

ある人たちでは、身体自我が部分的になくなります。右感覚皮質や、右感覚皮質と中脳の連絡部分、または、右感覚皮質と前頭葉との連絡部分に、脳梗塞、脳出血や腫瘍ができると、この状態になるのです。この**病態失認**と呼ばれる人たちは、自分の体の左側に麻痺がおきてもそれを認めないし、それに対して悩みません。

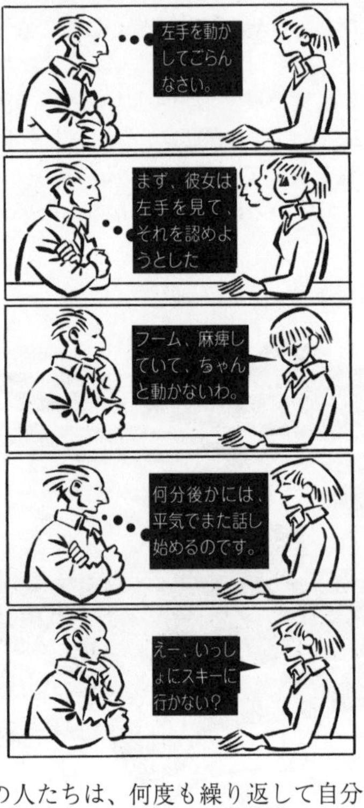
左手を動かしてごらんなさい。
まず、彼女は左手を見て、それを認めようとした
フーム、麻痺していて、ちゃんと動かないわ。
何分後かには、平気でまた話し始めるのです。
えー、いっしょにスキーに行かない？

病態失認の人たちは、何度も繰り返して自分の欠陥を認めなければならなくなったときでも、一瞬しか、自分の状態を認めようとしません。せいぜい、以前に運動をするときに問題があったことを認めるだけで、それからずっと麻痺が続いているとは思わないのです。

自我の溶解

動物自我は、個というものの基本になる生物学的な感覚です。その感覚は、自分自身を自分ではないものと区別します。幻覚発現薬の効果の一つが、この自分自身と自分ではないものとの間の垣根を壊したり、低めたりすることなのです。それならば、いったい、脳のどこに、この薬が効いているのかを調べれば、この動物自我のあるところを、見つけだせるかもしれません。

その場所のひとつが、**青斑核**（LC）と呼ばれるところです。それは脳幹の中にあるニューロンの束で、感覚で受けた信号を絞り込み、統一するところなのです。幻覚を生む物質によって、LCの活動が変わります。しかし、幻覚発現薬は、一ヵ所だけではなしにいろいろな場所に働きかけ、特に**セロトニン**系神経路に働きかけるので、残念ながら、この青斑核だけが、自我の中心とは断定できません。

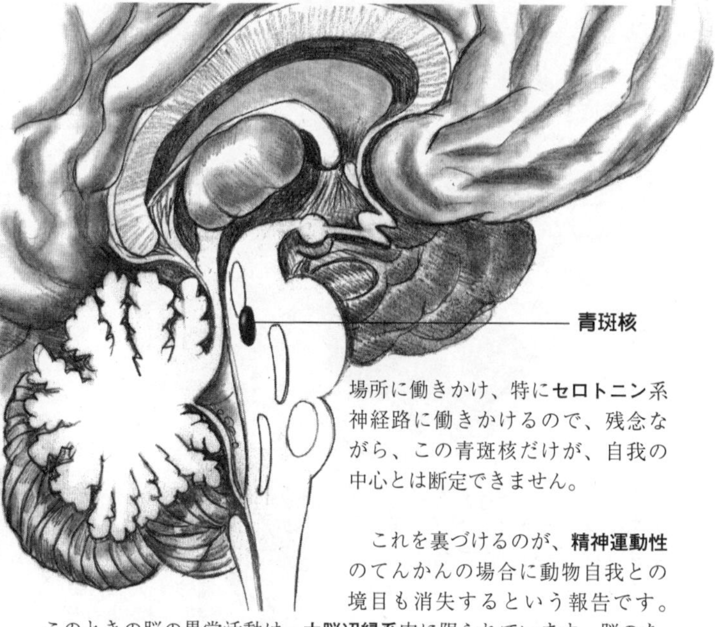

これを裏づけるのが、**精神運動性**のてんかんの場合に動物自我との境目も消失するという報告です。このときの脳の異常活動は、**大脳辺縁系**内に限られています。脳のある領域に何かの変化があれば、動物自我が失われるのです。以上のことからも、ほかの自我と同様、この動物自我もどこか一定の一ヵ所だけに存在しているものではないことがわかりますね。

超越の感覚

精神運動性のてんかんを持つ人や、幻覚発現薬の常用者たちは、何度も、すべてのものと自分とが一体化した至高体験をしています。この人たちは、充実、勝利、高揚というような「喜びの感情」に入り込みやすいのです。そして、確かなものを感じ、それが、どのようであるか、どのようにあるべきなのかも経験したりします。しかし、このような感覚を確認しているにもかかわらず、この人たちは、どんな特別なもの［たとえば神］にも、よりどころを見つけられません。自由に浮遊している状態なのです。

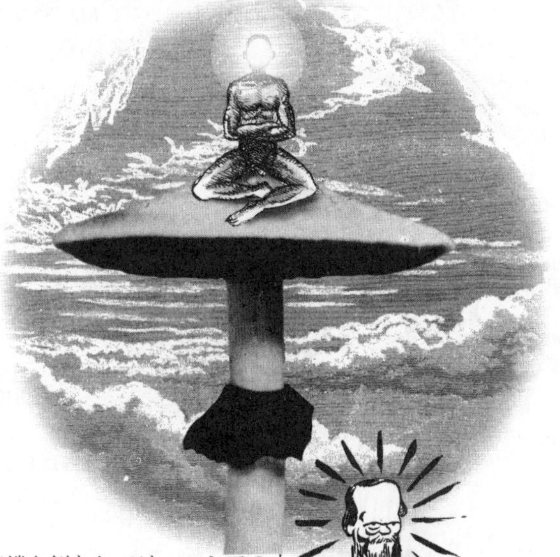

極端な例としては、ロシアの小説家、**フェードル・ドストエフスキー**（1821–81）が有名です。彼のように、てんかんの人たちは、恍惚状態にひたることがあります。この人たちは、超越感や、至福に満たされ、存在の喜びを味わうことができるのです。

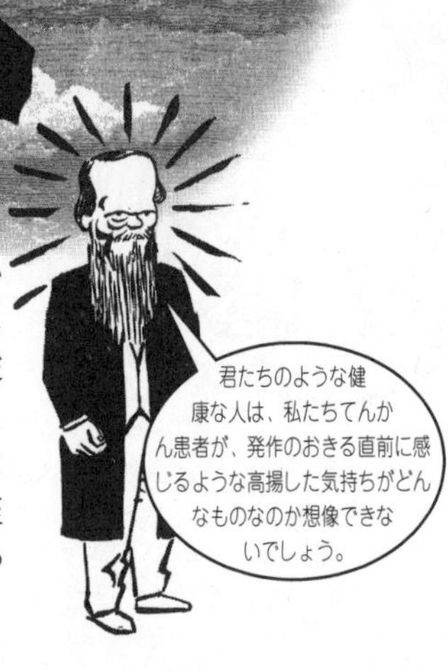
君たちのような健康な人は、私たちてんかん患者が、発作のおきる直前に感じるような高揚した気持ちがどんなものなのか想像できないでしょう。

かわりとなる知覚

どの時代においても、どの文明においても、てんかん患者や、幻覚発現薬常用者たちにとって、このような経験をするということは、至上のこととされていました。

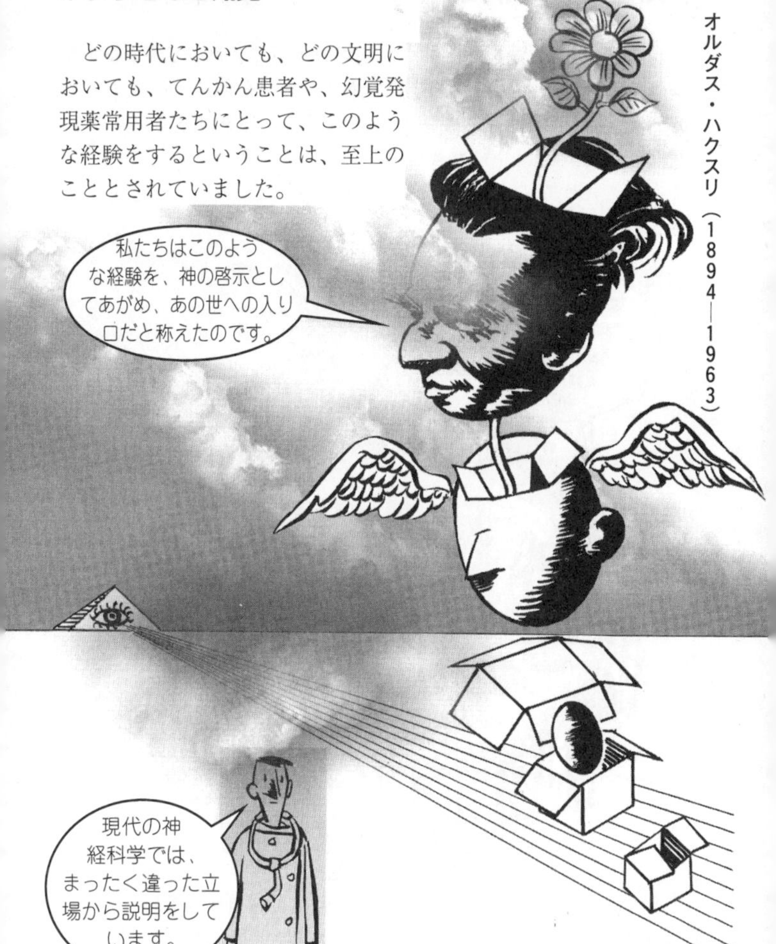
オルダス・ハクスリ（1894―1963）
私たちはこのような経験を、神の啓示としてあがめ、あの世への入り口だと称えたのです。
現代の神経科学では、まったく違った立場から説明をしています。

神経科学では、脳の神経経路についての神経化学と電気生理学だけを取り上げています。異常体験や正常体験の現象学や意味づけは、神経科学では扱っていません。

健全さ：信仰と病理

17 世紀に魔女狩りに遭った人たちの子孫に、**ハンチントン舞踏病**［遺伝性といわれる］の症状である筋肉けいれんや、顔をしかめたり、ゆがめたりする症状がみられることがあります。つまり、魔女といわれた祖先にも舞踏病があったのでしょう。歴史的にみても、てんかんの人たちは憑《つ》き物がついたといわれ、迫害されてきました。

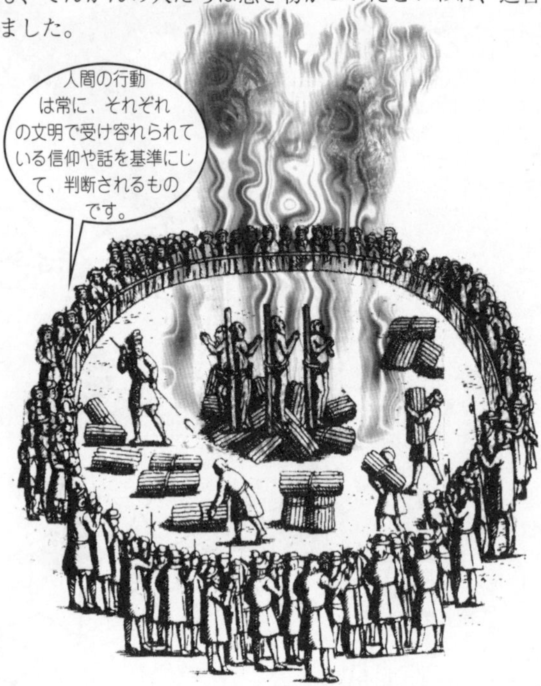
人間の行動は常に、それぞれの文明で受け容れられている信仰や話を基準にして、判断されるものです。

魔女の焚刑《ふんけい》

信仰の社会では、人間の異常な行動は、**超自然的な**現象として解釈されました。現代の社会では、病気と診断され、特に、てんかんの発作にみられるけいれんのような身体の異常症状を伴う場合には病気として扱われます。ところが、精神面だけが異常だという場合、たとえば、**妄想**などのような場合は、まだ、病気かどうかはっきりしないことがしばしばです。

その例として、**精神分裂症**を挙げます。これは脳の**ドーパミン**系神経路の病気でしょうか（この場合は医学的な見方ですね）？　それとも、がまんできない個人的な環境への対処法なのでしょうか（この場合は現象学的な、社会学的な見方ですね）？　今のところ、この両方の見方が、補足しあって解決するものか、それともどちらか一つだけでいいのか、まだはっきりわかりません。

昔、ビンゲンに住んでいた**ヒルデガード**（1098−1179）の視覚の記録を見てみましょう。ここにあるものはすべて、彼女の気分が高揚し、はっきりと目覚めているときに、「心の目でみて、内なる耳で聞いた」もののスケッチです。

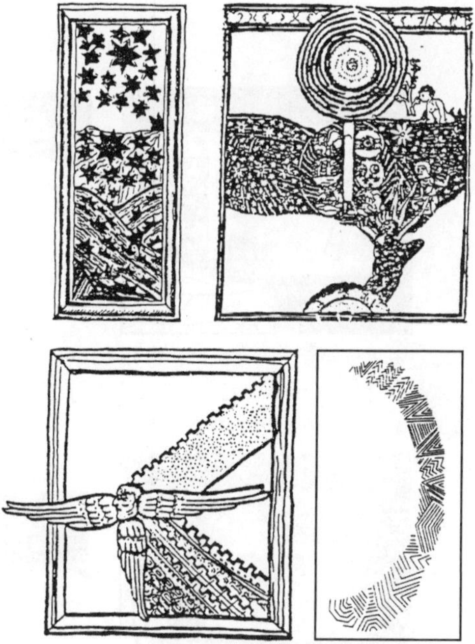

視覚偏頭痛による典型的な高揚時の幻覚

ヒルデガードは、神からのお告げだと信じて、自分の見たものを細かく描きました。そこには、同心円、要塞のような形、降ってくる星など、私たちが今でいう**視覚偏頭痛**、つまり、てんかんの弱い症状のときに現れる幻視図形が描かれていました。

妄想を説明する

神経科学によって、このヒルデガードの視覚異常の身体的根拠を説明できます。それと同時に、私たちには、信仰心のある12世紀のころの女性だったら、自分の視覚異常を神のお告げだと考えた心理もよくわかります。**認知神経精神医学**は、妄想的信念とは、病的な経験だと説明しています。それでは、日常生活で経験される妄想から始めてみましょう。

私たちの誰でも、電車の中に座っているときに、隣の電車が発車すると、自分が乗っている電車が動いているように錯覚するときがあります。

自分の電車が
進んでいる。

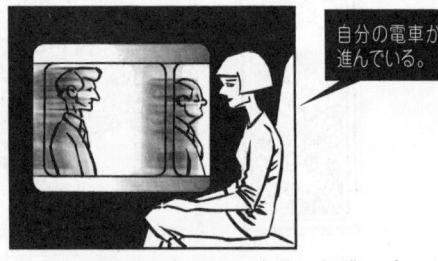

自分が乗っている電車が動くときには、自分の網膜に映った外の風景が、なめらかに動いているのだということを考えてみると、このような錯覚がおきるのも無理ありません。

私は前に進ん
でいます。

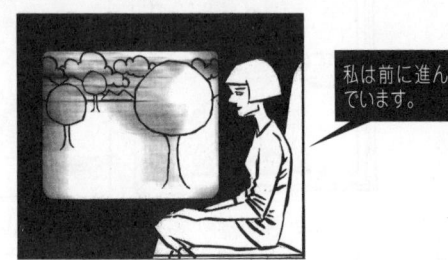

さて、ここで、精神分裂症の人が自分たちの「幻聴」をどのように理解するのかをみてみましょう。

声を聞く

毎日の生活で、私たちは、というよりも、私たちの脳は、いつも、自分の活動によっておきる感覚の変化と、他の人たちによっておきる変化とを区別しています。自分が話したときと、他の人が話したときとは違いがありますね。他の人が、その人の考えを話してくれたときと、自分で考えたときとでは、違います。

口もとマイクロフォンとヘッドフォンをつけた実験で、妄想癖のある精神分裂症の人は、ときどき、自分のしゃべった言葉を、他の人が話したものだと報告します。

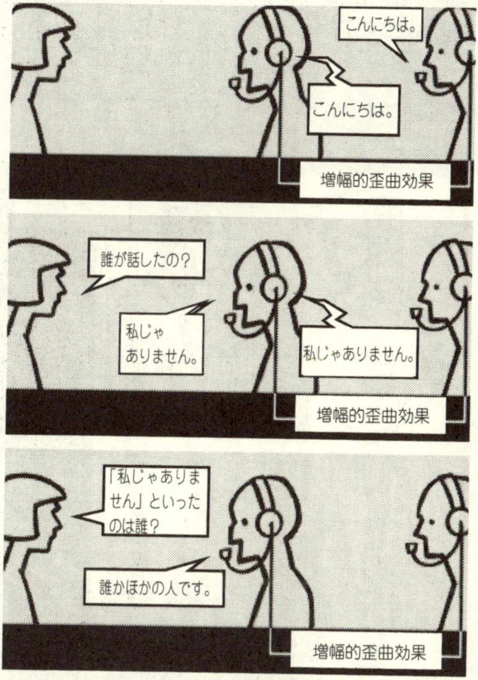

こんにちは。
こんにちは。
増幅的歪曲効果
誰が話したの？
私じゃありません。
私じゃありません。
増幅的歪曲効果
「私じゃありません」といったのは誰？
誰かほかの人です。
増幅的歪曲効果

この実験から、精神分裂症の人は、自分の内面の考えを、「声」だと勘違いして、妄想することで、実体のない人の声（幻聴を）説明しようとするのがわかります。

このように、精神分裂症の人たちは、脳の障害のため、自分自身の内面の言葉（や考え）を、外から聞こえる言葉と、区別できません。こういう症状を見ると、ホメロスの時代のギリシャ人たちが、「神からの命令を聞いた」という話を思い出します。

ペテン師である妄想

もうひとつの例が**カプグラ**妄想［フランスの精神科医ジーン・マリー・ジョセフ・カプグラ（1873−1950）が名づけた症状群］です。一般的にいえば、カプグラ妄想の人はたいへん意識が澄んでいるのですが、自分の両親、配偶者、子供たちを、似ている人が化けて代役を務めていると主張し、にせもの呼ばわりするのです。カプグラ妄想の人の多くは、脳に傷を受けたことのある人たちです。

最近の研究では、カプグラ妄想は**顔貌失認**のちょうど左右が逆の鏡像のようなものではないかといわれています。顔貌失認では、顔をみたときの視覚は正常なのですが、それが（a）誰であるかわからず、（b）その顔から、何かを**感じることもありません**。

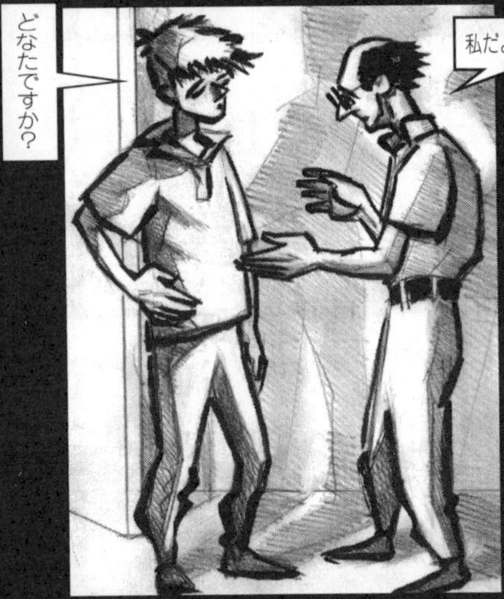
どなたですか？
私だよ、おまえ。

顔貌失認の人が**意識して**、自分の父親をみます。しかし、これは自分の父親だということも、それで自分がどう感じるかということも**意識されない**ところでわかっているだけなのです。

無意識の影響については、顔貌失認の人が、親しい顔には身体の反応をするし、有名な名前と顔の組み合わせを、偽の組み合わせよりずっと早く学習するということによっても、明らかにされています。

カプグラ妄想の人は、意識的に見た場合、普通に人の顔を認識もでき、その人が誰であるかもきちんとわかります。**しかし**、この病気の特徴は、認識した顔に、感覚的な感情を、意識的にも、無意識のうちにも、持つことができないことです。たとえば、この人は自分の父親をみれば、誰であるかはわかるのですが、わかっていても、親近感を感じることはありません。そこで、この父親は「にせ者」だと思えば、感情がわいてこないことも納得できるでしょう。そのほうが感情的に反応する能力を失ってしまったことを認めるよりは安心していられるわけです。

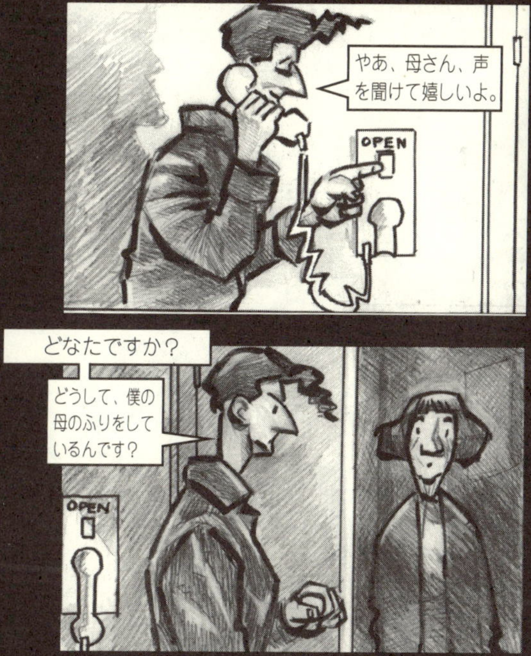

やあ、母さん、声を聞けて嬉しいよ。
OPEN
どなたですか？
どうして、僕の母のふりをしているんです？
OPEN

上の例では、男の人が、ドアホンで声だけを**聞いたとき**は、普通どおりに反応するのですが、母親を**見たとき**には、カプグラ妄想がおきているのが示されています。この人は、親しい人たち（両親も含みます）にも、親しくない人たちにも、まったく同じ無感情で反応してしまうのです。

脳を学習することで、私たちは心について何を学ぶのでしょうか？

私たちは脳を、多数の天然コンピュータが寄り集まったものと考えることができます。その一つ一つが、特別な問題を解くために、それぞれのアルゴリズムにしたがって進化してきたと思われます。V1とV2は網膜の光の変化に反応し、V3、V4、V5はこの情報を受け取り、V3は形を、V4は色を、V5は動作を分析します。この情報は側頭葉に送られ、そこで、物や顔が認識され、頭頂葉に送られると空間が認識されます。脳のいろいろな場所が、コンピュータが結ばれて、一つのシステムを作ってる時の1台に相当します。1ヵ所だけでなく、全部の組織が働いて、初めて脳として働くことができるのです。

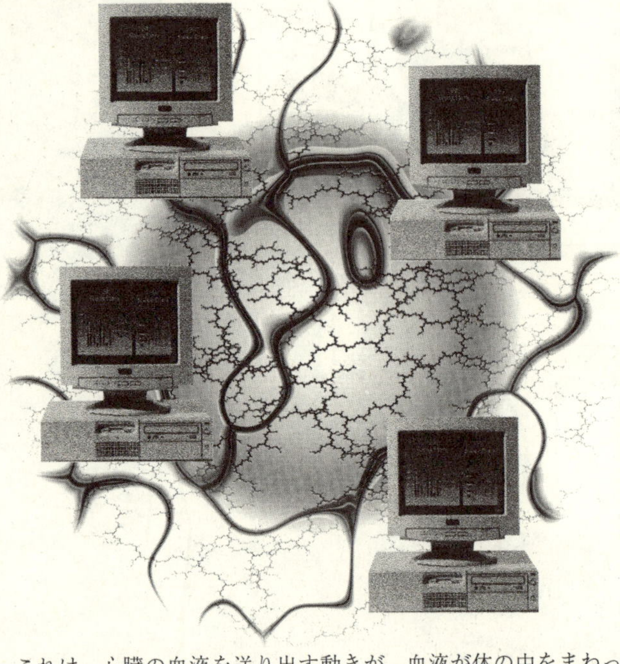

これは、心臓の血液を送り出す動きが、血液が体の中をまわって初めて意味を持ってくるのに似ています。

視覚などの脳（またはコンピュータと言い換えてもいいでしょう）の領域は、それ自体も一つのシステムと見ることができます。その領域の役目を、もっと大きなシステムの中で果たすために、協力して働くシステムなのです。同じように、心臓は、筋肉、血管、心室や弁などの部品を持つ血液を送りだすシステムであり、体全体の大きな循環系システムの一部と考えることができます。

複雑なシステムが、他の複雑なシステムの中に組み込まれているのが、人間の体です。この重層構造の中で最下層を見つけるのは不可能です。というのは、いつまでたっても、また先、その先とつながっていて、終点がないからです。例えば、「視覚」とか「記憶」という用語は、たくさんの異なった種類の過程や機能を含む、意味の広い用語ということをみてきました。

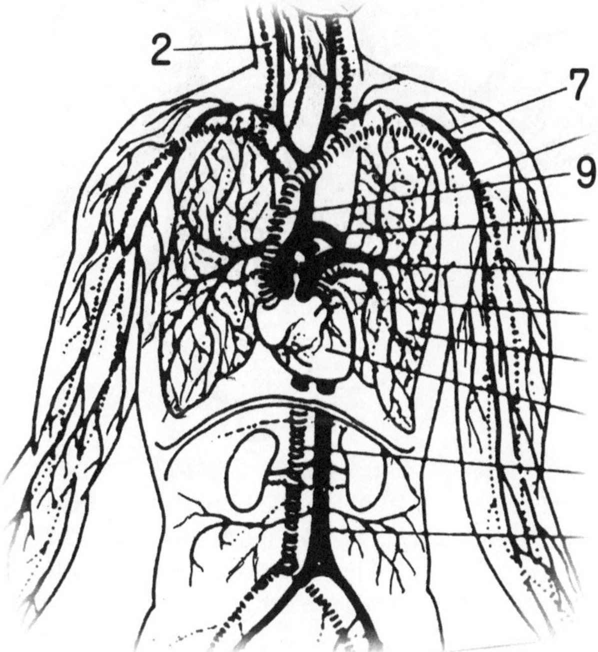

心の進化

実際、どのようにして、心は進化してきたのでしょうか？　推測すれば、心というものは、野生の生活の中で、霊長類が遭遇した数々の問題を解くために、進化してきたのでしょう。

色を見るということは、緑の木の葉の中にある色のついた果物を探すときに役立ちます。

記憶の中にある認知地図は、次の日や、次の年にも、同じ果物の木を再び見つけだすのに役立ちます。

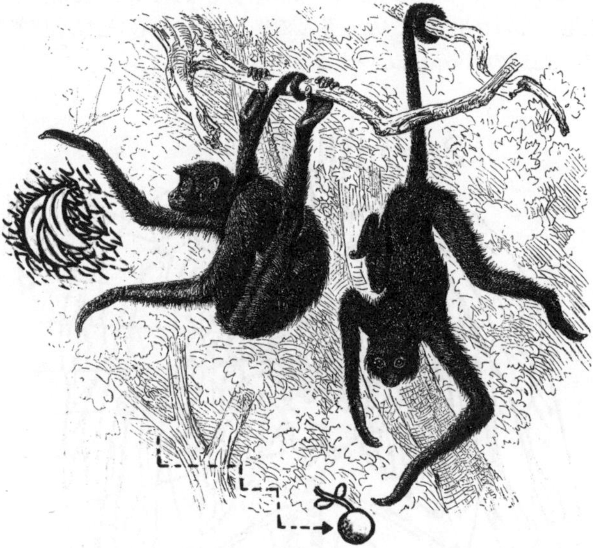

しかし、霊長類は、群れをなして、社会的な生活を送るので、自然環境と同時に、社会環境にも対応しなければなりません。社会的知性の仮説によると、脳、つまり心の進化のほとんどは、自然界の複雑さよりもむしろ社会の複雑さに対応するなかで成し遂げられたのであろうと言われています。

社会的な知性

もちろん、社会的適合だけでは、こんなに大きくなった脳の進化を説明できません。アリの例をみると、それがよくわかります。しかし、アリというものは、個という観念では、おたがいを認めてはいないように思われます。1匹の働きアリの働きが、ほかのアリの働きと変わらないのは、どのアリもみな、同じような本能的な動きをするだけだからです。これと対照的なのが、動物の例です。動物は行動を学習するので、個が確立され、そうなると、他の個体と同じではなくなり、簡単に交代するというわけにはいかない、かけがえのないものになります。

個々の動物には、習慣がありますが、何かを学習したあとでは、この習慣も個体によって違ってきます。それで、個体を認識する能力が、たいへん重要なものとなりました。その結果、顔を認めるための脳の認知システムが発達したのです。動物たちにとって、おたがいを目で認めて区別できれば、どんな状況でも、どの個が頼りになるか、頼りにならないかがわかり、それを知ることは、たいへん価値のあることでした。

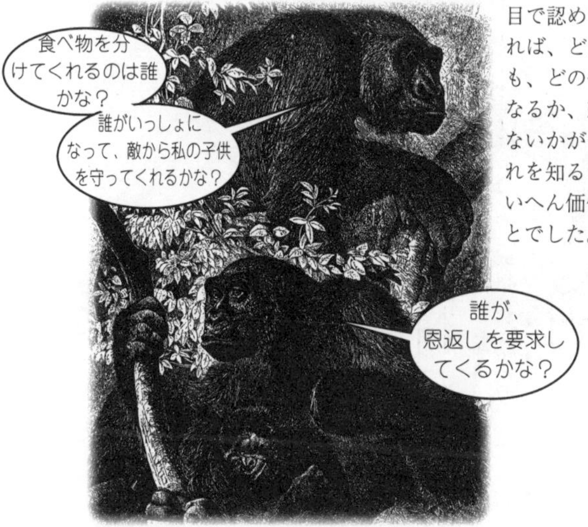
食べ物を分けてくれるのは誰かな?
誰がいっしょになって、敵から私の子供を守ってくれるかな?
誰が、恩返しを要求してくるかな?

人間だけが、この「社会的とりひき」をするわけではありません。効果を上げるために、動物は、顔を認識するだけでなく、個々の行動をも予測しなければなりません。他者を「個性」として、経験できなければならないのです。

心を読むこと

近頃になって、脳の中には、いろいろな性格や好みを持った他人の世界を私たちに経験させてくれる、「心を読む」働きをする部分があると言われ始めました。それは、ちょうど、私たちの複雑な視覚構造が、特別な形、色、場所や動きのある物の世界を経験させてくれるのと同じです。「心を読む」のには、扁桃体、上部側頭葉溝、中部前頭皮質や、眼窩前頭皮質が働いていると考えられています。

もし、他人の心を読む働きをする場所があって、そこに傷ができれば、ちょうど、視覚センターが壊れたときに視覚に異常がおきるのと同じように、他人の心を読むのにも異常がおきる可能性があります。

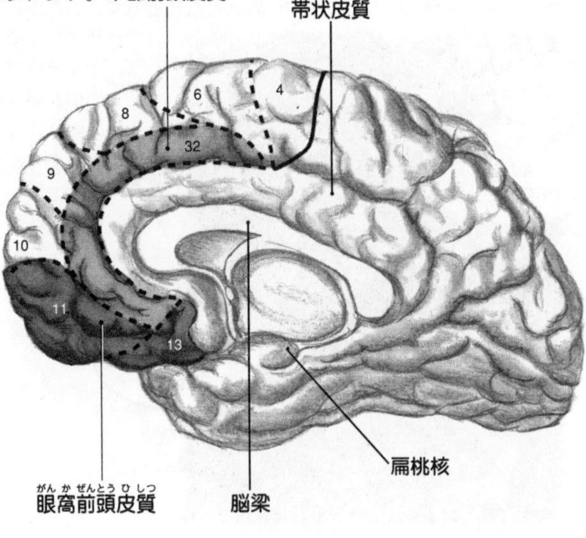

自閉症の人たちは、この「心を読む」部分に異常があるのかもしれません。この人たちは、「他人の心が見えない」人たちなのです。他の人たちを、精神を持った個体として、理解できないのです。

下の例を見てください。これは他人の心を推定できない例です。大人の女性が、キャンデーと書いてある筒を自閉症の子供に見せているところです。

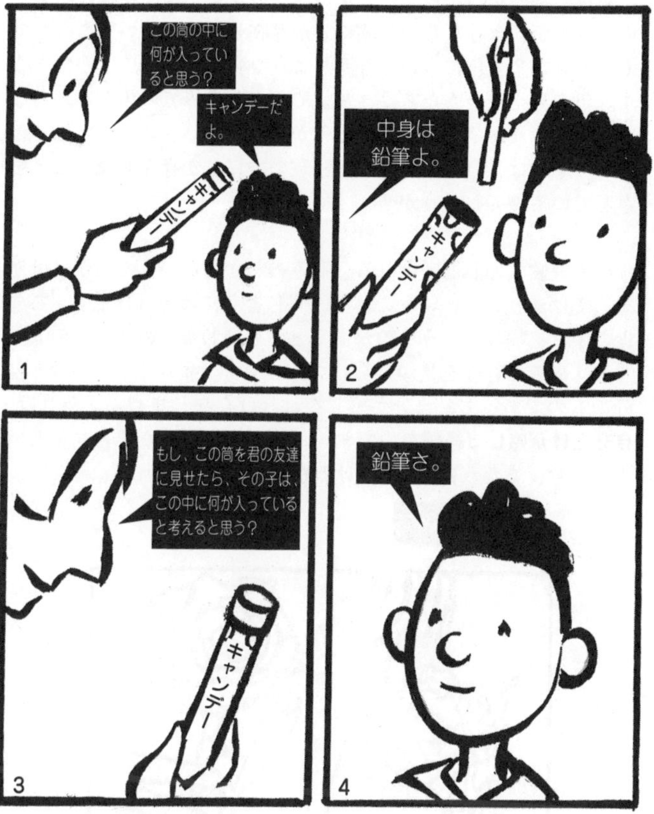
この筒の中に何が入っていると思う？
キャンデーだよ。
キャンデー
1
中身は鉛筆よ。
キャンデー
2
もし、この筒を君の友達に見せたら、その子は、この中に何が入っていると考えると思う？
キャンデー
3
鉛筆さ。
4

普通の子供たちや、ダウン症の子供たちは、このテストを難なくこなします。しかし、自閉症の子供たちにとっては難しいのです。彼らは、他の人たちの心を理解していないようです。（他の子は、鉛筆が入っているなんて知らないはずなのだから、）レッテルを見て、他の子が「キャンデーだ」と答えるだろうということを自閉症の子は予測できません。

精神の状態は、私たちの経験の外にも存在するのでしょうか？

精神の状態がわからない人がいるということは、精神の状態というものが、自分たちの経験にしか存在し得ないということなのでしょうか？　色についても同じような質問をすることができます。色の見えない人たちは、知覚でわかる世界での色がわからないのでしょうか？　それとも、色がわからないということは、色というものは、自分たちの意識経験の中にしか存在しないことを示しているのでしょうか？

「痛み経験欠如」と呼ばれる、痛みのわからない人たちが、けがをしてばかりいるということも、同じように考えられます。この世の中に、痛みというものがあると誰もいわないので、この人たちは、痛みの存在を見つけられないのです。痛みというのは、自分のものであって、自分が感じなければ存在しません。それは、**自分だけが感じる**経験なのです。このように考えた場合、色というものも、また、**自分自身だけのもの**なのでしょう。

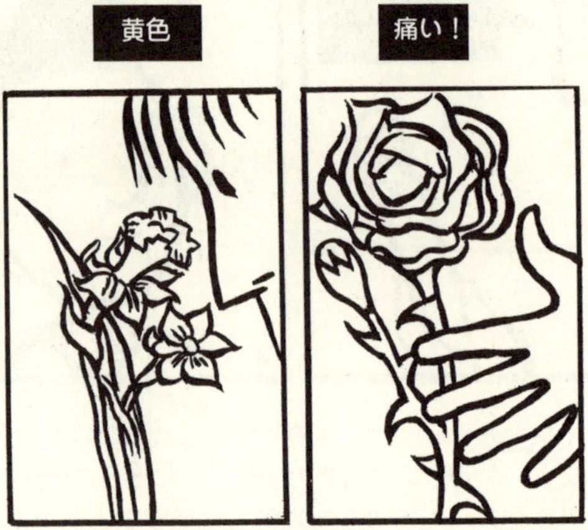

水仙が、あなたの黄色の感覚を呼びおこします。

ちょうど、トゲがチクリとしたとき、あなたの痛みの感覚が呼びおこされるのと同じです。

ハイダー実験

この理論でいくと、他の人と出会えば、あなたに、その人たちの精神の状態の経験をさせるはずです。ちょうど、ヒキガエルが獲物を捕らえるときに、マッチ棒の縦の動きに対しても、反応したように、私たちが、精神の状態に反応するときも、目的のものが、人間の形に似ていれば、反応のきっかけになるはずです。

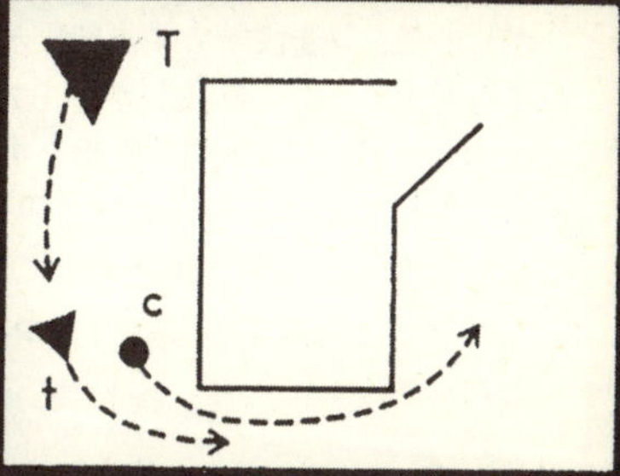

自発的な動きや変化を示すものなら、ほとんどなんでも構いません。人の場合では、精神の状態や人格を、動物、星、川、火山、風、海、車、船、そして、有名な実験では、平たい表面を動き回る幾何学的図形に、投影させます。右のイラストにあるように、図形が人間のように思えるのです。

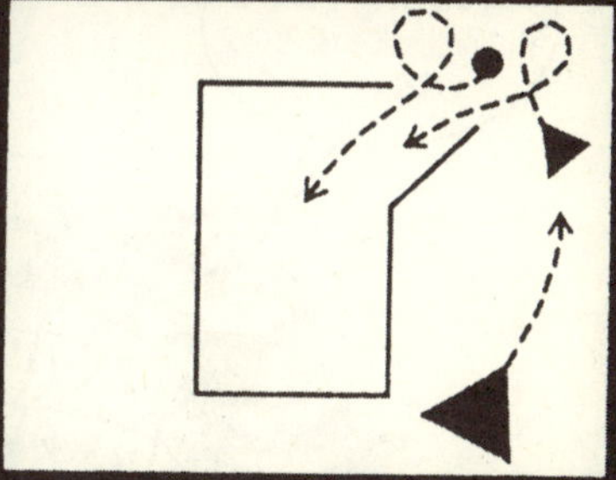

小さな三角形と丸は、大きな三角形におびえています。大きな三角形は二つを家に追いこんで、入り口を閉じてしまいます。

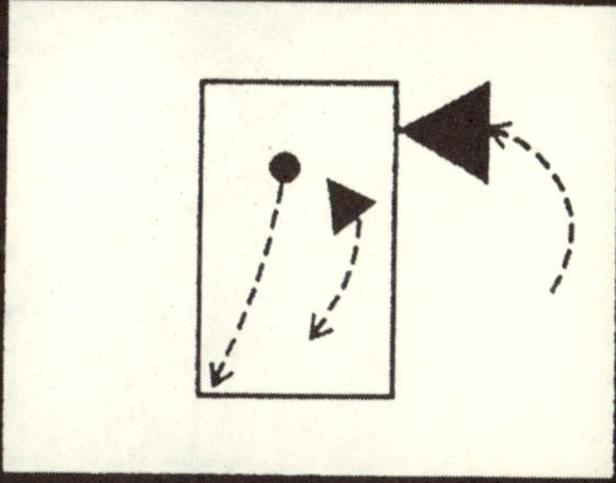

私たちは、視覚や、記憶がいろいろと機能分けされ、細かく処理されていくのを調べてきました。その他の分野は、まだまだ、調査されていません。感情、注意、行動、自我など、多くのことが、まだ、調査段階です。自我の多様性ということもありました。その場合、「語り自我」がいちばん有名でした。しかし、脳に傷を負った人たちが、作り話をするということから、「語り自我」は、個体の行動については、限られた理解しかできないことが明らかになってもいます。そして、今、人の精神状態は、他の人の精神状態を経験することでしか、確かめられないことがわかりました。

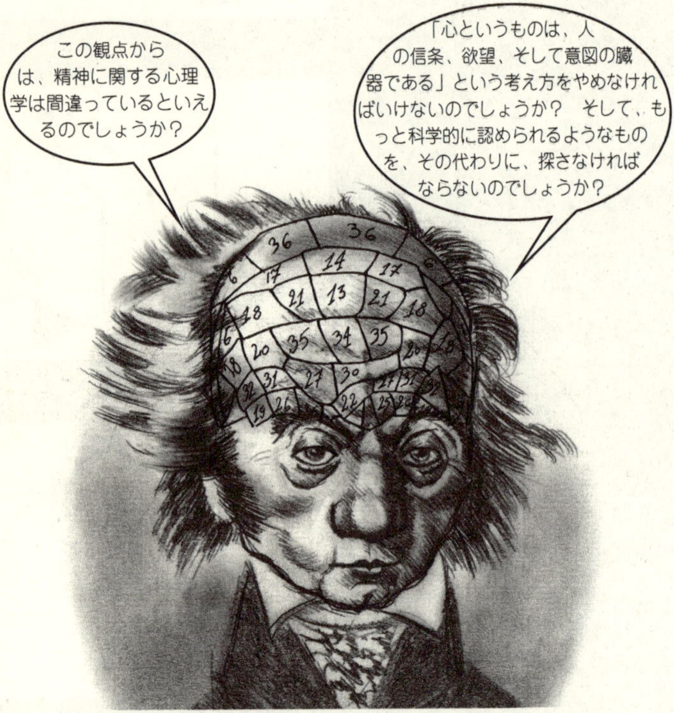
この観点からは、精神に関する心理学は間違っているといえるのでしょうか？
「心というものは，人の信条、欲望、そして意図の臓器である」という考え方をやめなければいけないのでしょうか？　そして、もっと科学的に認められるようなものを、その代わりに、探さなければならないのでしょうか？

この問題には、「はい」と、「いいえ」の両方を、大きな声で答えておかなければならないでしょう。

個人の責任とは何でしょうか？

たとえば、精神の状態が、他の人たちの経験の中にだけ存在するのであり、そして、自我が、単一のものでなく複合体として道徳を扱うのだとしたら、その場合、道徳はどうなるのでしょうか。確かに、私たちの文化は、一人一人の道徳責任の観念が基となって、成り立っています。

それでは、あのギリシャ人たちはどのようにしてこの問題にとりくんだのでしょうか？

ホメロスの叙事詩には、登場人物たちが、他には方法がなかったという理由で残忍な行為の言いわけをします。被害者も、その言いわけを受け入れ、自分たちの行為にも、また、同じような言いわけをしています。しかし、こんなことでは、復讐を止めることはできません。そこでギリシャ人たちは、自分自身が、たとえある行為に責任がなくても、それに対して責任をとることができるだろうと判断しました。これは、自分たちの子供の行為に対して、両親が法的に責任をとるのに似ています。

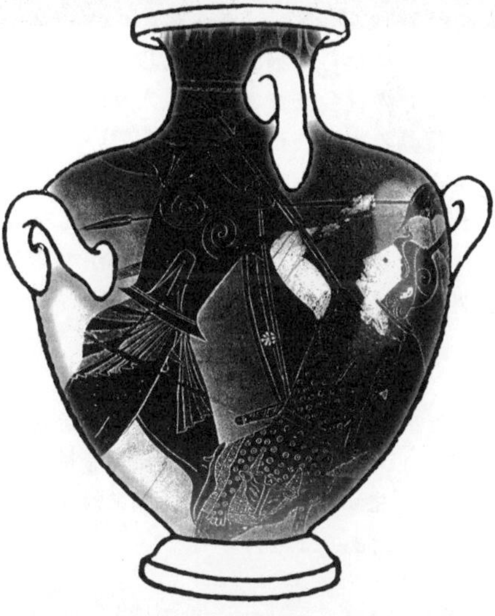

ホメロスの『イーリアス』には、アガメムノーン王が、どうやってアキレウスからブリーセーイスを奪い取ったかという話があります。

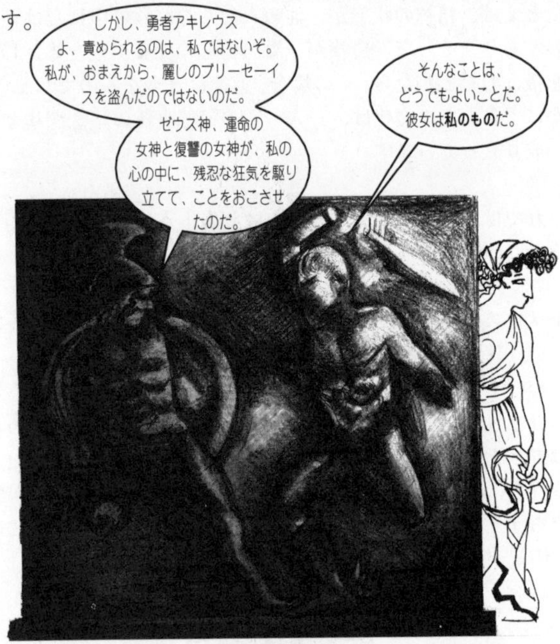
しかし、勇者アキレウスよ、責められるのは、私ではないぞ。私が、おまえから、麗しのブリーセーイスを盗んだのではないのだ。
ゼウス神、運命の女神と復讐の女神が、私の心の中に、残忍な狂気を駆り立てて、ことをおこさせたのだ。
そんなことは、どうでもよいことだ。彼女は**私のもの**だ。

進化によって、私たちの脳はみな同じようなものになりました。その結果、どの社会においても、人々は、その昔のギリシャ人でさえ、行動の中に、私たちの文明でいうところの、意志や欲望、信条などを「読みとる」ようになりました。私たちにとって、これらが行動をうながし、その原因となる「精神の状態」なのです。精神障害のために責任能力がなくなった人たちのような例外的な場合を除けば、精神の状態は個人個人に備わっていると、私たちは考えています。

行動の中に、精神の状態よりもむしろ気質を読みとるような社会もあるでしょう。そこでは、この気質を神々や魔力のせいにすることもありますが、必ずしも行動に対する個人の責任を免じているわけではありません。

罪と罰

社会において、個人が罰を受けるのは、その人の責任や、個人の権利、住民共有の幸福、福利などに関係しての複雑にからみあった慣習に基づいているものです。ある社会では、子供を叩くと法律で罰せられますが、他の社会では、男なら、妻子を叩く自由を持っていたりします。そのほかにも、まだ、絶対権力者が、人民を自分の思い通りにしているところもあります。

ひとつの社会で認められる慣習は変わるものです。しかし、どこの社会でも、基本になっているのは、その社会の中にいる人々を、外敵による殺人やけがから守るということです。

社会は、ときによって、精神障害で、その人が自分の行動に責任がとれない場合でも、凶暴な人間なら、刑務所に入れたり、死刑にしたりもします。他の社会では、自分の行動に責任がとれない場合には、**減刑**することもあります。また減刑をかちとるために、責任がないことを持ち出して正当防衛とすることがあります。

私たちは、その昔、ギリシャ人たちが考えたような、矛盾のない、はっきりとした思想によって、このような難しい事柄を判断しません。

つまり、このようなことについては、違う方法で、話し合ったり、考えたりするので、その結果、私たちの社会も違ってきているのです。

脳の研究は、私たちに、思いがけない、人間の複雑さを教えてくれています。人の行動は、たくさんの脳の部分の共同作業の結果であり、1ヵ所で全部を支配しているような自我は存在していません。このことは、「私たちが知っている道徳」の終わりを意味していません。道徳は、次第に変化していくものなのです。「私たちが知っている道徳」とは、人間がいかに、自分たちの責任、自由意志、権利、社会生活での福祉や善について考えてきたかという歴史的な発展が生み出したものにほかなりません。

イギリスでは、たった200年前に、子供が羊を1匹盗んだために縛り首にされることがありました。女性は政治で男性と同じ権利を持つことができませんでした。それから、奴隷貿易の時代があり、今は武器貿易が幅をきかせる世の中になっているのです。

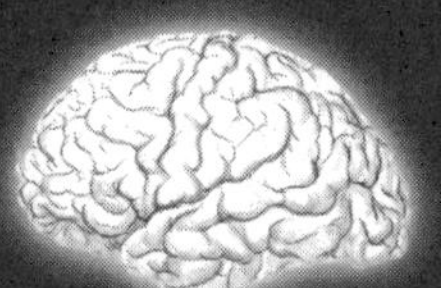

もっと知りたい人のために

この本で扱った考え方をいろいろな角度から紹介している本がたくさんあります。私たちが参考にした本を何冊か挙げておきますが、どの本もみな、推薦に値するものです。

●神経科学の歴史

The human brain and spinal cord : a historical study. E. Clarke and C.D. O'Malley（University of California Press, 1968）：広範囲にわたって、専門的に書かれた、脳についての知識と思考の発展の歴史

Origins of neuroscience. S. Finger（Oxford University Press, 1994）：すばらしいイラストつきの思想史

●心、ギリシャ人と教養

The origins of European thought. R.B. Onians（Cambridge University Press, 1954）：ヨーロッパの知性に与えたギリシャ文化の形成的影響についての権威ある分析

The origins of consciousness in the breakdown of the bicameral mind. J. Jaynes（Houghton Mifflin, 1976）：ホメロスの叙事詩など、数ある初期の文学の革新的解釈

●脳と行動

The brain（Scientific American Library, 1979）：脳の構造と機能についての、わかりやすい、厳選された入門書

Mind and brain（Scientific American Library, 1992）：現在の知識のより高度な厳選されたあらまし。絵がすばらしい

Cognitive neuroscience : the biology of the mind. M.S. Gazzaniga, R.B. lvry and G.R（Mangun. Norton & Co., 1998）：３人と指導的臨床家による、幅広い話題を取り上げた、最新の素晴らしい入門書

『脳のヴィジョン』 S. ゼキ著（医学書院、1995）：有名な視覚科学者が、視覚脳についての100年の研究について、興味をそそる私見をあらわしたもの

●人間の神経心理学

『妻と帽子を間違えた男』 O. サックス著（晶文社、1992）：大衆向けに書かれた、深い人間性に富んだ権威のある本で、いろいろな症例のコレクション

Clinical neuropsychology. J.L. Bradshaw and J.B. Mattingley（Academic Press, 1995）：頭に傷を受けた人たちの研究。たいへんよく構成されて、明確に書かれている入門書

Fundamentals of human neuropsychology. B. Kolb and I.Q. Whishaw（W.H. Freeman & Co., 1996）：脳の構造と機能についてわかっていることを知りたい人のための総合的標準テキスト

著者紹介

アンガス・ゲラットゥリ

キール大学で現在心理学科科長。視覚と認知を研究。暇をみて、小説も書いている。

オスカー・サラーティ

この「INTRODUCING シリーズ」でほかの7冊（フロイト、スティーヴン・ホーキング、レーニン、マフィア、マキャヴェリ、量子論、メラニー・クライン）もイラストを担当。他にも好評の絵入り小説多数。『小さな死』もそのうちの一冊で、これは1994年、ウィル・アイスナー賞のグラフィック部門賞を受賞。1996年に出版された絵入り小説集『ロンドンは暗い』の編集もしている。

謝辞

著者より：この本に没頭していた間、辛抱強く支えてくれたメラニーとシャルロッテとテオに感謝します。メラニー、リチャード、ダグ、ヘレンそしてルイーズも、草稿を読んで、いろいろと意見をいってくれて有難う。画家オスカー、楽しくいっしょに働いてくれて有難う。

画家より：ゾラン・ジェヴティクに感謝します。彼は彼のネズミともどもこの本の視覚効果に大きく貢献してくれました。特に、脳の地図が彼のおかげで明確になりました。私の友達の地方図書館員、エンジェル・ペトロニオ・アザメンディアに感謝します。

資料提供

81ページのスティーヴン・ホーキングの写真は、マーク・マッキーヴォイ提供。

133ページのイラストは、ビル・エルダーによる。

訳者あと書き

第二次世界大戦が終わってから、医学の進歩は目覚ましく、その中でも特に著しいのは、①医学電子分野、つまり、心電図や脳波、特にニューロイメージング装置［X線CT（X線コンピュータ断層撮影法）、PET（陽電子放射断層撮影法）、fMRI（機能的磁気共鳴画像法）、MEG（脳磁場計測法）など］、および　②薬物療法（抗生物質、向精神薬など）、③脳科学、の三つだと言われる。

戦後に、脳についていろいろわかってくると、脳と行動、脳と心理の相互関係が次第に明らかになってきた。しかしながら、その相互関係を専門家以外の人にもわかりやすく説明した本はほとんどない。その理由は二つある。一つは、脳に何百もの地名がつけられていて、それを聞いても脳のどの部分を指すのかが、素人にはわからない。もう一つは、研究が細分化されて専門化しているために、脳研究全体の総合的鳥瞰図を得にくいことである。神経生理学、脳波、神経化学、神経病の症状、脳障害に対する薬物療法など多くの分野で長足の進歩があったものの、そのすべてを知ることは難しい。

この本は、この二つの難関を乗り越えて、脳と心の相互関係を、科学的に、しかも、わかりやすく説明するのに成功している。

脳と心との関係を明らかにするには、幾つかの方法がある。動物の脳を使って、一部分を取り除くとどうなるかという観察、脳に電極を刺して電気刺激をしてみる、脳の一部に薬を塗ってみる、生まれつき脳に欠陥がある人を観察する、脳の病気にかかった人を観察する、脳の手術をして結果を観察する、精神状態を変える薬を飲ませて観察する、脳波と行動の関係を見る（睡眠中の脳波を観察すると、徐波が出るノンレム睡眠〈徐波睡眠〉と、小さな速い波が出るレム睡眠〈逆説睡眠〉との2種類があることがわかった。後者の時期に夢を見ることが多い）などは、その代表的なものである。それらを使った研究の結果を、読者は本書で読んで、心がどこにあるのかをおぼろげながらも知ることになる。

そのとき、結論もさることながら、どのようにして心のありかを探っていくのかという方法論に魅力を覚える方も多いだろう。ここには、主に生理学的心理学や病態心理学の手法を使った研究が紹介されているが、紙数の関係で紹介されていない部門もある。たとえば、LSD-25やマリファナを飲んだときの心理的変化や、眠らせない実験、暗室に閉じ込めて一切の外部刺激を遮断する実験などである。

本書によって、脳と心の関係に関心を持たれた読者は、巻末の参考文献を読んで、この魅力に充ちた分野の探険を続けられたい。この本がきっかけになって、脳や心の問題に興味を抱くようになる方が増えるといいと思う。

本書の解剖学用語は最新の日本解剖学会編『解剖学用語』（改訂12版、1987、丸善）にならった。訳書の制作には、ブルーバックス編集部の高月順一氏にお世話になった。厚くお礼を申し上げたい。

訳者による付録1　脳の解剖学的分類

- 中枢神経系
  - 脳
    - 大脳
      - 前脳
        - 終脳
          - 外套
            - 大脳皮質
            - 髄　質
          - 大脳核
            - 尾状核
            - レンズ核
              - 被殻
              - 淡蒼部
            - 前障
            - 扁桃核
          - 線状体（尾状核・被殻）
        - 間脳
          - 視床脳
            - 終脳室
            - 第三脳室
            - 視床
            - 視床後部
            - 視床上部
          - 視床下部
      - 中脳
        - 中脳水道
        - 四丘体
        - 大脳脚
        - 菱脳峡
    - 菱脳
      - 後脳
        - 橋
        - 小脳
      - 髄脳　延髄
      - 第四脳室
  - 脊髄

訳者による付録2　訳者による注

大脳基底核（BG，P.82）は、大脳の皮質下にある比較的大きな五つの神経細胞集団を指す。尾状核、被殻、淡蒼球、視床下部核、黒質から成る（このうちで尾状核、被殻は、細胞のタイプが似ているので、併せて新線条体と呼ぶ。これに、淡蒼球を加えて淡蒼線条体と呼ぶこともある。被殻と淡蒼球の二つは一緒になってレンズ形をしているので、二つ併せてレンズ核と呼ぶ。大脳辺縁系の一部をなす扁桃核は、解剖学的に近い場所にあるので、これも基底核に含めることもある）。

これらは、大脳皮質と視床から情報を受け取り、大脳皮質と脳幹（中脳、橋、延髄）へ情報を送り出しており、報酬に基づいた行動の選択をして、何を学習すればよいのかを決める役割を担っている。また、大脳基底核は錐体外路系の一部をなしていて、振戦（手や、指の震え）、不随意運動、姿勢変化、筋肉の緊張具合の変化、運動の減少、運動過剰、運動が遅くなるなど、主に運動に関係している。これらの核が障害されるとパーキンソン病やハンチントン舞踏病、シデナム舞踏病がおきる。

脳幹網様体（P.138）は、脳幹（中脳、橋、延髄）に90以上もある神経核の集団で、網の目のように連絡網を形作っており、脳幹の中核部分をなしている。上向神経路から情報を受け取り、脊髄、視床、大脳皮質へ情報を伝えて、注意、覚醒、睡眠、運動に関与している。

訳者による付録3 「脳と心」最近の進歩

紙数の制約があるので、めぼしい項目だけをとりあげる。

●脳と知能の発達

たくさんの動物実験の結果を人間に当てはめて考えると、頭のよし悪しは主に胎児期から3歳の終わりまでの栄養で決まるらしい。大脳に神経細胞が現れるのは、受胎後第9～20週であり、第10～18週にかけてと、生後3ヵ月くらいのときに急速に増える。これとは別に、神経細胞どうしの連絡や、神経細胞の栄養を司るグリア細胞が増えるのは受胎後第18週から生後2歳ちかくまでの期間だ。生後18ヵ月で、大脳、小脳、脳幹ともに神経細胞数はほぼピークに達して、成人と同じ約100億個になり、これ以後は数が増えることはほとんどない。脳内タンパク質は3歳を越すころまで増え続けるが、1歳半以降は、細胞数が増えるからではなくて、細胞の大きさが増すからである。4歳までに、脳の重量はほぼ成人並になる。脳細胞数が増える時期に栄養失調がおきると、脳細胞数は一生涯少ないままで、知能が遅れ、永続的行動異常をおこし、その後に栄養を与えても回復しない。オシュヴェンツィム（アウシュヴィッツ）や南米の貧困地区で生まれた子どもの多くは、その例であって、知能が低く、情緒不安定だったという報告がある。

●脳の機能分担

脳細胞は約100億個で、17～18歳をピークとして加齢とともに少しずつ減っていく。

情報を伝達する際に、有効に回路に組みこまれ損なって、結びつきが弱くなった細胞が脱落していく。行動は、脳の働きの結果であり、心も脳の働きの表れである。歩くなどの単純な行動だけでなしに、考えたり、話したり、本を書いたりする複雑な認知活動も、脳の仕事である。したがって、精神異常のような現象も脳の機能障害によるのである。脳のすべての部分が、他の脳の部分につながっていて、脳の異なった部分はそれぞれ独特の機能を持っている。大脳皮質は四つに分かれており、その名称と大まかな機能分担は次の通りである。

前頭葉 ――運動（制御）、知的活動、創造性、言語産出、意思、判断、思考、情報の統合、行動の計画と実行

頭頂葉 ――身体感覚、身体イメージ、体性感覚（触覚、皮膚感覚）、環境認識、注意

後頭葉 ――視覚

側頭葉 ――聴覚、内的表象の処理（深部にある海馬と扁桃核は、学習、記憶、言語理解、情動）

小脳の体積は大脳の10分の1くらいしかないが、表面積は3分の2くらいあり、精神活動のほとんどすべてに関与していて、正確で速い学習にたずさわり、大脳が創造したものを写しとって自動化する働きをしている。

●脳の左半球と右半球の側性化

1836年に、フランスの開業医マルク・ダックスが約40人の失語症の症例を発表したときに、それらの患者には脳

の左半分に損傷があることを述べて、会話は左側の脳で行われていると結論した。これが、右側の脳と、左側の脳との分業（側性化）に関する最初の発見であった。脳卒中その他による傷害を右半球に受けた音楽家が音楽の能力を失う失音楽症も、1930年までには報告されていた（右利きの人と、左利きの人とでは、脳の分業が逆になるので、ここでは、すべて右利きの人の場合を述べる）。

左右の大脳皮質は、反対側の身体の運動と知覚を司っていて、左脳（デジタル脳）に言語中枢があり、言語的、論理的、分析的、記号的な思考、認識、行動を引き受けている。右脳（アナログ脳）には音楽中枢があって、直観的、イメージ的、総合的、幾何学的、絵画的な思考、認識、行動を引き受けており、視覚空間感覚、パターン認識、鳥瞰的展望、言語のうちでも感情的表現や強調などを受け持っている。左右の脳が異なった機能を分担して、それらを総合して組み合わせると完全な働きができるように作られている。

角田忠信によると、日本人は琴などの日本音楽や鈴虫などの鳴き声を左脳で聴くが、多くの外国人はこれをすべて右脳で聴くという。

創造力とは、情報を選択して、右脳が直観力によっておぼろげに描き出すイメージを、左脳が言語化・記号化してはっきりと表現することに他ならない。このように左右の両半球が協力して総合的な助け合いを行って初めて、人間は優れた働きを生み出すことができるのである。

言語のうちでもイントネーションなどの感情的表現を受け持つのは、右半球であって、論理的表現を受け持つのが左半球である。右側頭葉にあるウェルニッケの言語中枢（感覚性言語野）が障害されると、相手の言語に含まれる感情表現を理解できなくなる（P.73）。右前頭葉のブローカの言語中枢（運動性言語野）を障害されると、言語の感情表現が出来なくなる。皮肉、隠喩、ウイットなどの言語能力も右半球にある。

これらは、7～8歳までは、まだ完全に発達してはいない。ウェルニッケの言語中枢とブローカの言語中枢の中間にある第40野は、音声の作動記憶に携わっている。第40野とブローカの言語中枢は、脳に運動のイメージを呼び覚ます働きに関与している。左半球にあるこの2ヵ所が、模倣による言語処理のスタート点だと推定されている。

慢性側頭葉てんかんの患者では、てんかん発作のときに、現実感を失い、デジャヴュ（以前に全く同じことを体験したような気がする）、一時的な幻視、幻聴、離人症状（自分が自分でないような気がする）、恐怖、怒り、妄想、性感、を感じる。発作がないときには、性欲が減退して、それに反比例して社会的攻撃性が増える。性格は、感情的で、宗教的、道徳的、ユーモアを解さない、という特性を示す。側頭葉以外の障害でおきるてんかんでは、このような性格や行動の異常は見られない。

●脳と情動

五感からの情報は側頭の下部に集まり、扁桃体・海馬・帯状回路を経て、視床下部や前頭葉皮質へと結びついて「情動回路」を形成する。

間脳のまわりを取り巻いている古い大脳皮質である大脳辺縁系と大脳基底核とは、人間の動物的な部分をコントロールしている。大脳皮質と脳幹との間にある大脳辺縁系

（扁桃体、海馬体、中隔核、帯状回、視床背内側核、側座核、視床下部など）は、快感とか、怒り、恐怖など、喜怒哀楽をコントロールしており、知情意のうちの「情」を分担している。この「情」は、動物にも見られるような本能的な喜怒哀楽であるが、それが前頭葉皮質にもたらされると、もっと微妙なコントロールを受けて、人間らしいキメ細かな感情を生み出す。空腹になるといらだつなどは、動物でも人間でも同じであるが、真善美に感動するなどは人間だけである。

情動の表現や情動を感じるのは、扁桃体の役割だとも言われている。てんかんでここが刺激されると、情動過多、考えすぎなどがおきる。扁桃体は、攻撃性、怒り、恐れ、警戒、探索、好き嫌いの判断などに関係している。

●脳の臨界期と同性愛

生まれたての子猫の片目を縫い合わせて、数週間後に縫い目を開いてみると、その眼は永久に視力を失っており、もう一方の目が普通以上によく見えるようになっていた。同じことをおとなの猫で行ってみたが、視力は失われなかった。これは、米国の神経生理学者　D・H・ヒューベルとT・N・ウィーゼルによる有名な実験で、彼らは1981年にノーベル賞を受けた。発達しつつある脳には、感覚刺激が不可欠であること、一定の時期（臨界期）に刺激がないと脳は出来損なってしまうことを彼らは示したのであった。1799年にフランスのアヴェロンの森で発見された野生児は推定年齢11～12歳で、医師J・M・G・イタールが、その後6年間も熱心に教育したがついに言語をほとんど習得できず、人間らしい正常な行動を覚えなかったという。これは、学習にも臨界期があることを示している。

ダイコクネズミの脳では、内側視索前野の神経核の大きさがオスではメスの5倍も大きく、性中枢と考えられている。この大きさは、脳が発達する一定の時期（臨界期）に男性ホルモン（テストステロン）を多量に与えれば大きくなるし、逆に精巣の摘出によって男性ホルモンを減らせば小さくなる。臨界期に異性のホルモンやそれに似た化学物質（ストレスによる副腎皮質ホルモンなど）、環境ホルモンなどが胎児の脳に入ると、異性の脳が出来てしまい、思春期以降に同性愛（性同一性障害）になるといわれている。この性分化の臨界期を過ぎると、どんなにたくさんの異性ホルモンを与えても性分化は影響を受けなくなる。

●脳と愛

脳幹からスタートして、視床下部のうちの食欲コントロール部分と性欲コントロール部分の横を通って、扁桃体から海馬、尾状核、または前頭葉に入る神経をA系、B系という。このA系の神経が活動すると、前頭葉はさらに大きな快感と覚醒とを生み出し、やる気をおこさせることにつながっていく。A系の神経には番号がふられていて、A10（エーテン）とかA6(エーシックス）神経などと呼ばれている。

A10神経は、側座核を通って、そのすぐ近くにある中隔核、側頭葉の内窩皮質に達している。ここが、強い快感を生み出す場所である。幼いときに可愛がられると、ドーパミンが分泌されて、快感が生まれ、つぎからは、その快感欲しさから、愛されたがるようになる。愛は、悩みや喜怒哀楽を通じて創造へとつながっていく。

側頭葉は記憶の貯蔵庫であって、幼時に親から愛された記憶を蓄えており、異性を選ぶときに「好き」か「嫌い」かの物差しを提供し、その物差しを当てはめて、扁桃体が好き嫌いの判断を行う。好きな人を選ぶと、前頭葉の創造性が愛する心を育てる。視床下部からおきる性欲と、前頭葉の創造性とが結びつくと、異性を愛する気持ちになり、扁桃体のドーパミンによる興奮が視床下部の性中枢に伝えられて、性的な快感を感じる。

●障害がある脳と犯罪

最近の青少年による殺人事件の冷酷さから、彼らの一部には脳に何らかの障害があることが推定されている。欠陥脳が出来た原因は、恐らく胎児期における農薬（殺虫剤）や環境ホルモン（ダイオキシンやPCBなど）その他による複合汚染によるものと推定されている。ワクチンに含まれる微量の水銀が原因だという説もある。思考や言語活動などの作動記憶（ワーキングメモリー、脳内動的オペレーティング・システム）の働きをする前頭連合野の活動レベルが高くて、辺縁系の活動レベルが低いタイプと、その逆のタイプがあるといわれるが、辺縁系でおきた攻撃性などの情動を前頭葉が抑制するバランスと関係があるのかもしれない。

殺人犯人には、道徳心や同情心が欠けているように見え、前部前頭葉に欠陥があるのではないかと疑われている。南カリフォルニア大学のアンドリアン・レインの研究によると、殺人犯人の脳をPET（陽電子放射断層撮影、脳を輪切りにして映像化したもの）で調べると、攻撃性をもつ大脳辺縁系を抑制する働きをする内側前部前頭葉大脳皮質の活動が平均よりも5.7％少なかった。共感センター、人間らしさのセンターであるここが壊されると、殺人・レイプ・暴行などの反社会的・反道徳的な行動をするようになる。ここが幼時に壊されると、道徳心や社会的気づきが育たないし、被害者への同情心もおきない。

成長後に内側前部前頭葉大脳皮質が壊されると、理屈では道徳を理解していても、それを実行する事が出来ない。アイオワ大学医学部に来た、幼時にここを傷つけられた2人の患者は、他の面は正常なのに罪悪感がなく、将来を予測する能力を欠いていた。ダイオキシンで汚染された母親から生まれた子どもでは、左右の前頭葉の機能障害が確認されたというから、この患者に似た脳機能障害を持っているといえよう。他方、眼窩前頭皮質の活動は14.2％低かった。ここは、反社会的行動をしたときなどに罪の意識をつくる、恐怖条件づけに関係しており、いわば良心センターである。ここが働かないと、トラウマがなくても犯行に及んでしまう。生後10～18ヵ月の時期にここと大脳辺縁系とをつなぐ結合が盛んにつくられ、不安の調節が出来るようになる。

ここは、情動調整にかかわり、内外のストレスに対処して、安心感を与える場所でもあって、情動の核心である。

ウィスコンシン州マディソン大学の心理学者リチャード・ダヴィッドソンは、反社会的人格障害、攻撃的衝動的人格をもつ殺人犯人41人を、PET(陽電子放射断層撮影)を使って研究し、衝動爆発を抑える役割を持っている眼窩前頭葉大脳皮質の活動が鈍いか、全くないことを発見した。幼児期にここに外傷を受けた患者2人では、時々怒りが爆発した。他方、恐れ反応や怒りの情動センターである扁桃核の活動は正常かもしくは強かった。殺人犯人では、扁桃核から怒りの発作が起きても眼窩前頭葉大脳皮質がそれを抑制できず、恐怖や怒りに対して過剰反応をおこして、犯行におよんだものと思われる。

●精神分裂症とドーパミン

神経情報は、シナプス（神経線維のつぎめ）の受容器（鍵穴に相当する）に、ドーパミンなどの神経刺激伝達物質が、いわば「鍵」となって入ることによって伝わる。精神分裂症の症状は、ドーパミンが働きすぎるのが原因だという説が有力だったが、今では疑問視されている。その説では、①神経線維によるドーパミンの過剰生産、②ドーパミンが代謝されずに残ったり、使用後に再吸収されたりしてシナプスにたまる、③シナプスの向こう側にあるニューロンを過剰興奮させる、という三つの可能性が考えられるが、実際に死後の患者で調べると、③の可能性が高いといわれる。

精神分裂症の患者で観察すると、受容器（つぎめ）に入りこむことによって、ドーパミンが入ってくるのを邪魔する力が強い薬ほど、症状を抑える力が強い。ドーパミンに対抗する作用を持つ薬レセルピンは、症状を抑えるが、ドーパミンの力を強める薬であるヒロポン（メスアンフェタミン）は、症状を悪化させる、などが、その根拠である。陽性症状（妄想、幻聴、話しや行動がまとまらない）の原因は③だが、陰性症状（感情鈍化、意欲減退）の原因はニューロンの減少だという説もある。

X線CT（コンピュータ断層撮影法）によると、精神分裂症患者の前頭葉や脳全体は小さくて、前部前頭葉契状部や運動野皮質でニューロンが少ない。幼少時ないし出産時に脳内出血などの原因により、前頭葉がうまく形成されなかったのではないかと考えられている。陰性症状や薬が効かないこと、および認知障害は、脳室（脳内の空洞）の拡大と関係があるという。

●記憶

下記のように各種の記憶があり、分担する脳の領域が異なっている。

・記憶一般→大脳皮質の側頭連合野、頭頂連合野

・短期記憶（7桁の電話番号を電話帳で覚えてダイヤルするなど）

→パペッツの回路(海馬・海馬傍回・脳弓・中隔・視床前核・乳頭体)

・陳述的記憶（過去の旅行のエピソードなど）→海馬およびその周囲

・手続き的記憶（自転車に乗る技術など）→前頭葉、小脳

・作動記憶【ワーキングメモリー】(P. 142)（ある事柄をいつでも思い出せる状態で保持しながら、別の課題を処理する記憶。お湯を沸かしながら、TVを見るが、心のどこかで薬缶《やかん》のことを覚えていて、沸いたらガスを停めるなどをする。ドーパミンが関与している。

→前頭葉の前頭前野(左右の第46野)

●高齢者痴呆

老人斑が出来かかった頃に、アルツハイマー病を早期発見して、脳の神経細胞の周りにベータアミロイドというタ

ンパク質がたまらないようにすれば、アルツハイマー病の発病を予防できそうだというが、具体的な手段があるわけではない。長年かかって、アルミニウムが脳内に蓄積するのがアルツハイマー病の原因だという説がある。

同じ痴呆でも、脳血管が原因の脳血管性痴呆は、脳内の毛細血管が細かい梗塞や出血を多数おこすと発症することがわかったので、コレステロール摂取を減らすとか、高血圧を予防すれば、痴呆に陥ることを防ぐことができる。

参考文献

生田哲『脳と心をあやつる物質』(講談社ブルーバックス　189頁、1999)神経刺激を伝達する物質(ドーパミンやセロトニンなど)についての最近の研究成果を紹介した本。

伊藤正男『脳のメカニズム』(岩波ジュニア新書、164頁、1986)心については、あまり触れてないが、脳の構造、反射と機能、脳研究の歴史、小脳、大脳のはたらきについての展望をつけるには便利な本。

苧坂直行『心と脳の科学』(岩波ジュニア新書、180頁、1998)

大木幸介『脳内麻薬と頭の健康』(講談社ブルーバックス、194頁、1988)脳内麻薬と呼ばれるエンドルフィンについての解説書。

大木幸介『愛する心が脳でわかる』(講談社、253頁、1996)快感を司るA-10神経がドーパミンを介して視床下部、扁桃体、海馬、尾状核、前頭連合野などを経由して愛情をつくるメカニズムを説明している。

川上正澄『男の脳と女の脳』(紀伊国屋書店、182頁、1982)男女の脳の性による解剖学的違いと、その形成過程でのホルモンバランスによる異常形成についての研究の展望。

黒田洋一郎『ボケの原因を探る』(岩波新書　223頁、1992)脳の仕組みと知的活動、アルツハイマー病の実態と原因、脳の障害と外からの毒物、ボケの治療と予防、などについての研究の展望。

小林司『脳を育てる　脳を守る』（NHKブックス、241頁、1987）知能を決める栄養、頭のはたらきを良くする栄養、心に働く薬、注意欠如症、エイズによる痴呆、マインドコントロールなどを解説している。

小林司『心の謎を解く150のキーワード』（講談社ブルーバックス、336頁、2000）アルツハイマー病、アルコール症、右脳と左脳、男の脳・女の脳、頭痛、体内時計、眠り、脳が壊れたとき、脳卒中、脳の栄養、パーキンソン病、メラトニン、臨界期、など150項目についての解説。

小林司『入門　こころの科学』（あすなろ書房、221頁、2001）心とは何かについての包括的解説書。正確を変えられるか、自分の心を知る方法、高齢者の痴呆、性の心理、行動療法などを解説。

白木博次・佐野圭司・椿忠雄『脳を守ろう』（岩波新書、224頁、1968）脳の血管性障害、老年性の脳神経障害、頭部外傷、脳腫瘍、中毒による脳損傷、脳炎、脳性マヒなどについての治療と予防についての展望。少し古いが、基本的なことは今も変わらない。

田中冨久子『女の脳・男の脳』（NHKブックス、236頁、1998）性差を脳との関連でとらえたもっとも詳しい総説。

角田忠信『日本人の脳』（大修館書店、388頁、1978）右脳と左脳の働きが日本人と外国人とでは異なっているという角田氏の研究のまとめ。

時実利彦『脳の話』（岩波新書、227頁、1962）少し古いが、脳を新しい脳、古い脳に分けて初めて解説した古典的名著。脳についてのすべてを展望している入門書としては、今でも最適。

利根川進『私の脳科学講義』（岩波新書、195頁、2001）学習と記憶のメカニズム、日常生活から見た脳、脳科学の現在と可能性についてのエッセイ。

日経サイエンス特集『幕開ける脳科学の世紀』（2001年1月号、P.19-P413）

『ニューズウィーク　日本版　特集　新・0歳からの教育』（TBSブリタニカムック、ティビーエス・ブリタニカ、134頁、2001）書名は、「教育」だが、脳を育てる、心を育てる、脳に効く栄養学、子どもの脳を鍛えるなど、0歳児の脳に関する項目が多い。

Kandel, E.R., Schwartz, J.H. and Jessell, T.M.（ed.）：Principles of Neural Science. 4th edition（McGraw-Hill（NewYork）, P.1414, 2000）

さくいん

〈サ行〉

〈タ行〉

〈ナ行〉

〈ハ行〉

〈マ行〉

〈ヤ・ラ行〉

N.D.C.491-371　204p　18cm

ブルーバックス　B-1351

マンガ脳《のう》科《か》学《がく》入門《にゅうもん》
心はどこにある？

2001年11月20日　第1刷発行

著者　アングス・ゲラトゥリ
　　　オスカー・サラーティ
訳者　小《こ》林《ばやし》司《つかさ》
発行者　野間佐和子
発行所　株式会社講談社
　　　〒112-8001 東京都文京区音羽2-12-21
電話　出版部　03-5395-3524
　　　販売部　03-5395-5817
　　　業務部　03-5395-3615
印刷所　(本文印刷)豊国印刷株式会社
　　　(カバー表紙印刷)双美印刷株式会社
製本所　有限会社中澤製本所

定価はカバーに表示してあります。
Printed in Japan
落丁本・乱丁本は、小社書籍業務部宛にお送りください。送料小社負担にてお取替えします。なお、この本についてのお問い合わせは、ブルーバックス出版部宛にお願いいたします。

ISBN4-06-257351-2(ブ)

発刊のことば

科学をあなたのポケットに

二十世紀最大の特色は、それが科学時代であるということです。科学は日に日に進歩を続け、止まるところを知りません。ひと昔前の夢物語もどんどん現実化しており、今やわれわれの生活のすべてが、科学によってゆり動かされているといっても過言ではないでしょう。

そのような背景を考えれば、学者や学生はもちろん、産業人も、セールスマンも、ジャーナリストも、家庭の主婦も、みんなが科学を知らなければ、時代の流れに逆らうことになるでしょう。

ブルーバックス発刊の意義と必然性はそこにあります。このシリーズは、読む人に科学的に物を考える習慣と、科学的に物を見る目を養っていただくことを最大の目標にしています。そのためには、単に原理や法則の解説に終始するのではなくて、政治や経済など、社会科学や人文科学にも関連させて、広い視野から問題を追究していきます。科学はむずかしいという先入観を改める表現と構成、それも類書にないブルーバックスの特色であると信じます。

一九六三年九月

野間省一

ブルーバックス生物学関係書

301	森の生態学	四手井綱英
482	生命の化学	S・ローズ 丸山工作訳
504	遺伝子についての50の基礎知識	川上正也
575	バイオテクノロジー	村上和雄
582	DNA学のすすめ	柳田充弘
601	分子生物学入門	丸山工作
623	細胞を読む	山科正平
644	遺伝子が語る生命像	本庶佑
664	馬の科学	日本中央競馬会競走馬総合研究所編
710	人体スペシャルレポート	Quark編
731	男のからだ・女のからだ	Quark編
743	脳内麻薬と頭の健康	大木幸介
791	イカはしゃべるし、空も飛ぶ	奥谷喬司
794	人間にとって森林とは何か	菅原聰
812	RNA学のすすめ	柳川弘志
829	老化を防ぐ科学	藤本大三郎
839	バイオテクノロジー用語小事典	渡辺格監修 DNA研究所編
852	進化論が変わる	中原英臣 佐川峻
886	魚のおもしろ生態学	塚原博
890	利己的遺伝子とは何か	中原英臣 佐川峻
918	サル学なんでも小事典	京都大学霊長類研究所編
949	ウイルスは生物をどう変えたか	畑中正一
962	ゴキブリ3億年のひみつ	安富和男
977	森が消えれば海も死ぬ	松永勝彦
1032	フィールドガイド・アフリカ野生動物	小倉寛太郎
1047	分子進化学への招待	宮田隆
1052	脳が考える脳	柳澤桂子
1064	ヒトゲノム計画とは何か	B・ジョーダン 美宅成樹訳
1067	屋久島	湯本貴和
1073	へんな虫はすごい虫	安富和男
1086	生物学の考える技術	C・バーナードほか 近藤修訳
1094	DNAで何がわかるか	栗山孝夫
1108	ここまでわかったイルカとクジラ	村山司 笠松不二男
1136	ウイルスがわかる	清水文七
1140	ゾウの鼻はなぜ長い	加藤由子
1154	がんとDNA	生田哲
1165	万物の死	小原秀雄編
1171	ペンギンたちの不思議な生活	青柳昌宏
1182	ヘリコバクター・ピロリ菌	緒方卓郎
1196	共生の意味論	藤田紘一郎
1197	生物は重力が進化させた	西原克成
1207	アンモナイトは〝神の石〟	三輪一雄
1217	エコロジー小事典	M・アラビー編 今井勝・加藤盛夫訳
1219	すごい虫のゆかいな戦略	安富和男
1232	サラブレッドの科学	日本中央競馬会競走馬総合研究所編
1241	新しい生物学第3版	野田春彦 日高敏隆 丸山工作
1255	カエルの不思議発見	松井孝爾
1264	生物の超技術	志村史夫
1277	自己組織化とは何か	都甲・江崎 林
1280	パソコンで見る生物進化	科学シミュレーション研究会
1308	水と生命の生態学	日高敏隆編
1317	分子レベルで見る老化	石井直明
1329	人体改造の世紀	森健
1341	食べ物としての動物たち	伊藤宏

ブルーバックス　CD-ROM付シリーズ

1160 パソコンで見る複雑系・カオス・量子　科学シミュレーション研究会
1179 Visual Basicで始めるプログラミング　江藤　潔
1194 パソコンで絵をかく　奈和浩子
1198 パソコン楽々統計学　新村秀一
1206 英語リスニング科学的上達法　山田恒夫　足立隆弘ほか
1233 分子レベルで見た体のはたらき　平山令明
1235 孫子の兵法の数学モデル　実践篇　木下栄蔵
1250 パソコンらくらく数学　新村秀一
1263 英語スピーキング科学的上達法　山田恒夫　足立隆弘ほか
1266 パソコンで見る動く分子事典　本間善夫　川端　潤
1272 CD-ROM付　実務のためのExcelマクロ　山形庫之助
1280 パソコンで見る生物進化　科学シミュレーション研究会
1331 これならわかるC＋＋　CD-ROM付　小林健一郎
1337 パソコンで見る流れの科学　CD-ROM付　矢川元基編著
1344 CD-ROM付　電子回路シミュレータ入門　加藤ただし